新自然主義

BOOK

新自然主義

（原書名：減重後，這些疾病都消失了）

營養醫學

減重奇蹟

｜劉博仁醫師的減重案例分享｜

營養醫學博士／百大良醫
劉博仁 著

目錄

Part 2

減重9迷思——揪出無效減重的「罪魁禍首」

Part 3

減重非難事——用營養醫學打造7大減重金鑰

Part 4

不復胖守則——10個減重必勝好習慣，讓你徹底告別肥胖

Part 5

拒當外食族——劉博仁醫師的健康減重餐！

推薦序 1

營養醫學應用的典範

認識劉博仁醫師是在台中弘光大學營養醫學研究所，很慶幸在營養推廣教育及營養醫學領域中，有劉醫師這樣的生力軍。最讓我感動及佩服的是，在這麼忙碌的醫師工作中，劉醫師仍能不斷的寫作，持續地造福大家。

在本書中，劉醫師由「肥胖」這個許多人關切的主題切入，說明「肥胖」與許多慢性疾病的關係，例如：高血壓、高血脂、糖尿病、腎臟病、癌症、睡眠呼吸中止症、退化性關節炎、骨鬆、不孕症等；甚至牙周病、口臭、濕疹及視力減退等症狀也都是肥胖惹的禍。其中用了許多他自己照顧病人的實例，證明了使用正確的方法，不但達到減重的目的，也有效的改善了相關慢性疾病的病情。同時，利用飲食營養的基本概念，解釋許多「減重的迷思」，揪出無效減重的「罪魁禍首」。接著，送給大家「用營養醫學打造的七大減重金鑰」，加強「減重非難事」的信念。當減重成功後，還有「十個減重好習慣，不復胖守則」。整本書文章深入淺出，範例實證，非常有說服力。

輔仁大學營養科學系教授、台灣營養學會榮譽理事

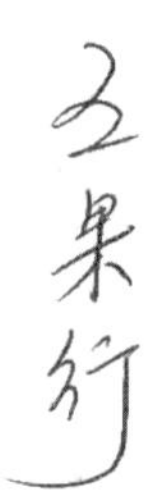

推薦序2

一本超實用、傳播正確觀念的減重保健書

在國人的十大死因中，癌症已多年來高居第一名，大約占了二九%，而相關的心血管疾病，包括心臟病、腦中風、糖尿病、高血壓、腎臟疾病等，大約占了三〇%。換句話說，在台灣，癌症與心血管疾病兩者就占了近六〇%的死亡原因。

一般常見的癌症，跟食物經過的通道，以及相關消化系統有關的有：口腔癌、食道癌、胃癌、大腸直腸癌、肝癌、胰臟癌……等，而近來的研究，也把肥胖當作是許多癌症的相關因素，而心血管疾病又與三高（高血壓、高血脂、糖尿病）息息相關，因此，正確的飲食與體重控制，是我們避免心血管疾病與某些癌症的重要環節，而且可以預防十大死因中的許多疾病。同時，一般人在藥物控制之外，只要經過適當的指引，自己也能達到自我保健的目的。而這本《減重後，這些疾病都消失了！》就是劉博仁醫師提供給大家的專業指南，不但適合一般民眾，也是一本適合醫師、藥師、護理師、營養師、衛教師等專業人士參考的工具書。

與劉醫師相識已有三十三年，他是一位多才多藝的醫師，頭腦靈活、組織能力強、

擅長溝通，能夠把艱深的知識簡化為一般口語的表達，讓患者易於了解。他近年來更自我提升攻讀營養學碩、博士，鑽研營養醫學，並且進修排毒、螯合等整合醫學，強調預防、自然方式及全面整合的保健療法。

醫學是一門科學，現代西方醫學講求的是「實證醫學」，本書細心蒐集並整理最新的文獻資料，非常有說服力。我身為心臟科醫師，所信仰治療病患的準則亦來自實際的數據，因此我的推薦也必須有確實的根據，我衷心認為劉博仁醫師是營養醫學的佼佼者！本書也是此領域的翹楚！值得仔細閱讀並收藏。

彰化員榮醫院院長
張克士

推薦序3

減重沒有捷徑，但有必勝大法

現代人吃得好、動得少，肥胖盛行率一直居高不下，不但助長了各種慢性病，甚至與國人十大死因息息相關，絕對稱得上是健康的有形殺手，對肥胖者而言，減重必然是當務之急。同時，也存在著一批愛美人士，對瘦的追求可說是永無止境，鎮日斤斤計較。正由於民眾對於減重瘦身的需求之大，於是坊間、網路上出現了五花八門、千奇百怪、正邪難分的減重招術，以身試法的結果輕則徒勞無功、重則賠上健康，這些例子俯拾皆是。

「少吃、運動、有恆心」一向被視為是減重的金科玉律，此外沒有任何捷徑。然而，若能得到正確的指導等同於掌握了成功之鑰，不但可少走冤枉路、更可避免走回頭路。搶先拜讀了劉博仁醫師的新書初稿並受邀寫序，備感榮幸之餘，最深刻的感想就是：劉醫師這本大作《減重後，這些疾病都消失了！》無疑是健康減重的必勝大法！不可否認，現代人的肥胖是飲食失衡的結果，因此透過營養醫學介入對症調理絕對是正本清源之道，只要讀者身體力行書中方法，定能成功地健康減重、永不復胖！

劉博仁醫師出身正統西醫教育，在家庭醫學科與耳鼻喉科領域執業多年、醫術精湛。難能可貴的是，劉醫師於初次接觸營養醫學時即燃起高度興趣，從此努力鑽研與深造，且有感於具有實證基礎的營養醫學在國外日益受到重視，決定投身致力將營養醫學納入主流醫療，成為於教學醫院開辦營養醫學門診之首位醫師，足以被視為台灣營養醫學界的先行者之一。妮傲絲翠公司有幸能夠延聘劉博仁醫師於旗下菁英診所駐診，非常感謝他每週往返奔波台北和台中，讓更多患者透過營養醫學的自然療法得以重拾健康或預防未病。

欣見「劉博仁醫師的營養療法奇蹟」系列著作已出版至第五本，除了恭喜劉醫師堅持走在營養醫學這條路上不斷實現理想，更感佩他為傳遞正確減重知識不遺餘力之辛勞與付出。

妮傲絲翠股份有限公司董事長

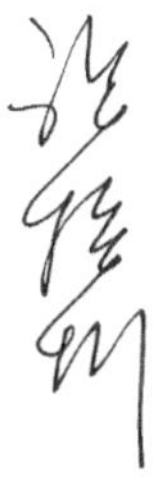

作者序

7把減重金鑰匙，助你開啟成功減重旅程

市面上有關減重的書籍太多了，任何實體書店或是網路書店通路，幾乎只要跟減重有關的都容易攀上暢銷榜，原因無它，這是一種流行病，由於目前飲食生活習慣的過度西化、精緻化、高糖化、方便化所造成。

美國二〇一五年至二〇二〇年最新飲食指南也引用最新科學證據，做出飲食建議，其中「取消攝取膽固醇上限、贊同喝咖啡、明確設限糖攝取量、降低飽和脂肪而非總脂肪」的四大結論，給了全世界一個震撼教育。其中，糖被明確指出要限制，原因無它，就是因為肥胖與糖尿病盛行率大增，確實和糖的過度攝取有重大關係。

你有肥胖或是過重的問題嗎？你的家人或是好友肥胖嗎？你嘗試減重數次，屢戰屢敗嗎？你是醫療從業人員，還停留在一般卡路里限制就可以協助減重的舊思維嗎？你有聽過功能醫學或是營養醫學，但是不了解其中精髓嗎？你想知道造成自己肥胖確實的成因嗎？這本書可以充分滿足你的求知慾！

本書分為五個章節：

Part 1 提到十個你必須減重的理由，糖尿病、脂肪肝、高血壓也許你知道，但是其造成的併發症可能你不清楚；另外，不孕、呼吸中止症、憂鬱、癌症、腎功能減退，甚至是牙周病、口臭也都和肥胖脫不了關係，相信意志力薄弱的你，看了許多科學數據的分析之後，應該會更加堅定減重的動機。

Part 2 介紹的是一般朋友會碰到的減重迷思，例如吃素會有利減重嗎？肥胖是遺傳嗎？減肥一定要運動嗎？便祕會造成肥胖嗎？睡美容覺有助減重嗎？吃藥減重是王道嗎？節食有利減重嗎？相信都是你曾聽過的減肥話題，但是答案如何呢？相信你看完就知答案了。

Part 3 則是本書最具特色的地方，我將最新的功能營養醫學概念如何應用在減重上，詳細介紹給讀者，醫療專業人士更可以輕易上手了解，我儘量用比較輕鬆的語言分析給大家看，即使你是一般非醫療人士，也可以輕易理解。我將減重的成功要訣分出七大要點，每一點都是一把通往成功減重的金鑰，如果你不知該從哪一部分金鑰切入，你可以透過自我症狀對照表，很快切入你想要的解決方案，不管是腸道、荷爾蒙、過敏、發炎、肝臟解毒、粒腺體能量發電廠、心理障礙克服等面向，都能找到減重的金鑰，開啟你成功減重的旅程。

Part 4則是針對減重未竟全功的朋友所寫的。畢竟成功的減重有賴許多生活小習慣以及小祕訣，這篇我將告訴你澱粉主食的掌握，以及打水果汁，一定要了解升糖指數GI值，也提醒你為何必須打造自己的飲食日記以及限制應酬外食的機率；還有你討厭運動嗎？其實減重不一定要過度激烈的運動；我也將分享克服不良習慣、增強戰鬥意志的心靈口訣，善用之後，相信一定會讓你健康減重，永不復胖。

當然，許多肥胖朋友從不下廚，但我認為成功的減重者必須稍稍了解下廚的重要性，因此我與科瑩健康事業營養師葉恩彤以及簡惠蓉小姐設計出簡易食譜，也謝謝王麗婷小姐的努力校稿，每一份食譜我都親自烹煮過，確保簡易而且熱量明瞭，因為我認為只有透過自己下廚以及認識基礎烹飪，你才會明瞭外食有多少地雷，當然也讓你食安加分喔！

最後，完成本書仍不免俗的謝謝新自然主義公司發行人洪美華、總編輯蔡幼華女士的不嫌棄以及催生，也感謝太太及家人的支持與鼓勵，真正希望能夠給大家一個健康減重不復胖的整合之道，祝大家身體健康、心想事成。

台中市科博特診所院長

劉博仁

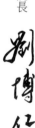

前言　減重，你真的用對方法了嗎？

二〇〇七年，我剛在醫院成立全台第一個營養醫學門診時，三十五歲的小麗，因為肥胖問題來門診諮詢。身高一百六十一公分，體重卻有七十二公斤，外表皮膚白皙的她，臉上透露著些許不安。經過基本體脂檢測，她的BMI是二十七・八（正常值介於十八・五至二十四之間），體脂率達到四八%（以她的年紀估算應小於二十七），我一看到這數字，只淡淡地說：「試過很多減肥法喔！」小麗問我怎麼知道？其實只要看到體脂率如此高，就知道這位患者必定嘗試過很多減肥法，而且幾乎都以失敗復胖收場，導致出現「溜溜球」效應，也就是在反覆減重過程中，肌肉組成逐漸減少，取而代之的是體脂肪一直暴衝。

用錯方法，不僅傷身還越減越肥

其實小麗還有一個困擾，就是荷爾蒙失調，月經不規則。有時五十天才來，有時突然二十天好朋友就來了。小麗問我體脂率四八%影響很大嗎？我請她站起來，在她肚臍高度比了一條橫線，我說：「這條線以上如果是肌肉、骨頭等組織，那以下幾乎全是脂肪，更重要的是，這些脂肪本身也是內分泌系統，會分泌造成妳身體生鏽、發炎以及老化的物質，甚至與某些癌症有關……」我話還沒說完，小麗的眼眶已被淚水充盈，護理人員趕緊遞上面紙。這才知道，小麗因為肥胖問題，歷經求學以及職場霸凌，情場失意，至今都不敢再交朋友。她試過藥物減重、斷食療法、蘋果減重、檸檬汁減重、吃肉減重、中藥針灸減重等，但是最終都以失敗收場，每次減重法都嘗試不到兩個月，結果就被巧克力甜點、手搖杯飲料、一堆零食打敗。尤其是用檸檬汁減重時，還造成嚴重胃潰瘍，胃酸逆流，吞了三個月的胃藥才好。我請營養師好好為她進行衛教，並囑咐以正確的營養醫學方法來調整體質，可是來了門診二次之後，她就沒再來了。

罹患四期卵巢癌，竟是因為肥胖

二〇一二年底，她又來到我門診了，「劉醫師，你還記得我嗎？」我當然記得，但這次她是因為四期卵巢癌合併腹膜轉移來找我諮詢營養醫學。「劉醫師，我當初沒能配合你的建議，一直胖下去，結果今年發現腹脹，消化不好，胃口差，體重減輕，原本還很高興，但是婦科醫生一檢查就說我是卵巢癌四期，沒辦法切除腫瘤，只有化療了。我去書局一邊哭一邊找資料，結果看到你寫的《營養醫學抗癌奇蹟》這本書，裡面第一七六頁提到卵巢癌跟肥胖有關……」，我一邊傾聽她的描述，一邊也為她不捨。我為她調理了抗癌營養醫學補充品，不幸的是，經過兩年的抗癌歲月，最後她仍然做天使去了。

我在想，如果她當初能堅持減重的話，是否就不會罹患卵巢癌？當然這很難有定論，不過有效率、不復胖的減重，的確是現代人都該重視的課題。

體脂減輕，慢性病也不藥而癒

李先生也是我印象相當深刻的案例。他兒子是我在弘光科技大學營養系任教的學生，可能因為常被我在課堂上洗腦，因此叫他父親來找我。李先生身高一百七十一公分，體重卻高達九十一公斤，BMI是三十一・一。五十歲的他，白天老是覺得疲倦，每天要吃降血壓、血糖、膽固醇的藥，晚上嚴重打呼，因此老婆早與他分房睡。在經過睡眠多項生理檢查（PSG）後，發現他已經是重度阻塞型睡眠呼吸中止症（OSA）的患者，呼吸中止指標AHI是每小時五十二，正常AHI值是小於五，大於三十就算是重度患者了。根據醫學研究證實，重度OSA患者未來罹患猝死、腦中風、心肌梗塞、癌症、老年癡呆症等疾病機率大增，依照治療準則，他必須儘快配戴睡眠呼吸正壓儀器（CPAP），可是他認為有吃藥就有保庇，不想配合。我問他：「你愛自己嗎？你愛家人嗎？如果你不下定決心減重，未來陪伴他們的時間必定縮短數年，甚至會因為中風、心臟病、洗腎而臥床，此時他們要花許多時間心血來照顧你，你忍心嗎？」他愣了約十秒鐘後說，「劉醫師，你有說服到我喔，我是不輕易談減重的，因為看到很多朋友都失敗，何必呢？」

當時，我正在做功能營養醫學補充品人體試驗，因此將他收案，藉由營養醫學補充品介入，營養師每兩週的飲食餐盤指導以及鼓勵並追蹤，加上每兩日操場快走，三個月後，他的體重降到八十公斤，BMI為二十七•四，重點是總膽固醇由兩百四十mg／dl降到一百八十mg／dl，糖化血色素HbA1C（這是一種監測血糖控制好壞的重要指標）從七•八降到六•九，氧化壓力指標MDA（我又稱它為老化指標）也下降了。結束三個月的療程後，我鼓勵他必須掌握重點，繼續堅持下去。

又過了八個多月，他體重來到七十六公斤，原來的脂肪肝也好了，有趣的是，他的心臟科醫師認為他膽固醇、血糖都正常了，一天只要吃一粒降血壓的藥就好，這對李先生來說，真的是減輕許多負擔。李先生說：「你當初說服我好好減重，最主要是我很愛我太太、我兒子，我擔心不能好好享受陪伴他們的日子，你很厲害，要不是你的提醒，我現在仍在吃三高的藥，而且可能就像你說的，早就發生中風啦。」

營養醫師教你健康減脂永不復胖

不論是來診間求診的患者，或是本書要談的主要內容，我所介紹的，正是功能營養醫學對體重管理的獨到方法。它絕對不是速效減重，而是根據功能營養醫學最新理論，找到肥胖根本原因，對症調理，達到健康減重、永不復胖，同時一舉解決其他健康問題的治本之道。想要減重的朋友們，請務必記得「吃緊弄破碗」的道理，不要輕信坊間的錯誤減肥資訊，也別因先天的基因遺傳而喪失鬥志，只要找對方法，持之以恆，絕對可以擺脫肥胖的陰影。

接下來，就請讀者們一步一步，先從「十大減重理由，讓你非減重不可！」開始，燃起你減重的強烈動機；接著「揪出無效減重的『罪魁禍首』」，讓你不走減重冤枉路；最後再「用營養醫學打造七大減重金鑰」，讓你徹底戰勝肥胖大敵。當然，「維持不復胖」是最重要的，因此我也會告訴你，不復胖的「眉角」，以「十個減重必勝好習慣，讓你徹底告別肥胖」；並教你如何拒當外食族，輕鬆為「自己做好吃又健康的減重餐」，讓你徹底和肥胖說掰掰！

現在，就讓我們一起展開功能營養醫學減重計畫吧！

②內分泌及荷爾蒙失衡

你有以下症狀或問題嗎？

☐ 女性朋友，經常盜汗、怕熱、失眠、憂鬱、經期紊亂、停經

☐ 經常外食，並且使用塑膠袋或是保麗龍裝盛熱食

☐ 有乳房腫瘤、子宮內膜增厚、卵巢囊腫等病變

☐ 喝酒容易臉紅　☐ 男性陰莖短小

☐ 全身無力、倦怠、水腫型肥胖

☐ 精子數目及活動力下降

☐ 甲狀腺功能低下　☑ 骨質疏鬆

☐ 工作場合易接觸塑化劑或是有機化工原料

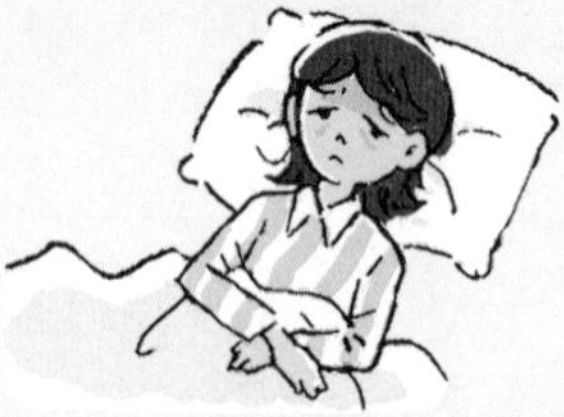

如果有，請詳見 C3-2（112 頁）

③慢性食物過敏

你有以下症狀或問題嗎？

☐ 自體免疫疾病，如類風濕性關節炎、肌纖維痛、乾燥症

☐ 皮膚疾病，如異位性皮膚炎、牛皮癬、蕁麻疹、濕疹

☐ 大腸激躁症　☐ 偏頭痛　☐ 氣喘

☐ 耳鼻喉系統，如復發性中耳炎合併積水、過敏性鼻炎、慢性咽喉炎、復發性嘴破、美尼爾氏症、不明原因口臭

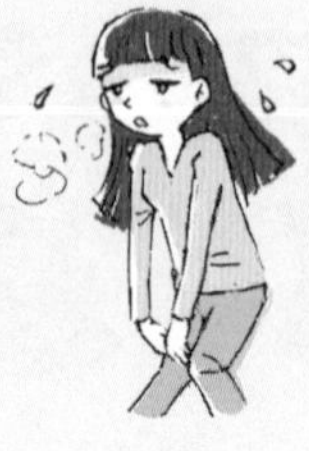

如果有，請詳見 C3-3（123 頁）

閱讀索引 從身體的症狀或問題，找出「肥胖」的真正原因及減重對策

你是否反覆減肥卻總是逃脫不了復胖命運？嘗試了各種減肥方法卻總是不見成效？甚至因為錯誤的減肥方法，傷了身體還越減越胖？其實，這都是因為你沒有找到自己肥胖的真正原因。

在這裡，功能營養醫學專家劉博仁醫師將提供你一份簡單的 DIY 檢測，只要花幾分鐘完成，就能解開你的肥胖密碼！

①發炎

你有以下症狀或問題嗎？

☑ 工作環境接觸化工原料、有機溶劑、粉塵、油煙、二手菸
☑ 嚴重打呼或是中重度睡眠呼吸中止症 ☑ 糖尿病 ☐ 肝炎
☐ 腎臟炎 ☐ 心臟病 ☐ 慢性疲勞 ☐ 長期熬夜 ☐ 吸菸
☐ 各種關節痛 ☐ 肌肉痠痛 ☐ 偏頭痛 ☐ 下背痛
☐ 經常性腹絞痛 ☐ 經常性腹瀉 ☐ 異位性皮膚炎 ☐ 氣喘
☐ 喝酒（1 週 > 3 次）☐ 胃酸食道逆流
☐ 不明原因全身性水腫 ☐ 陰道白帶
☐ 經常感冒 ☐ 鼻過敏或是鼻竇炎
☑ 久坐或是很少運動（1 週 < 3 次）
☐ 慢性泌尿系統感染

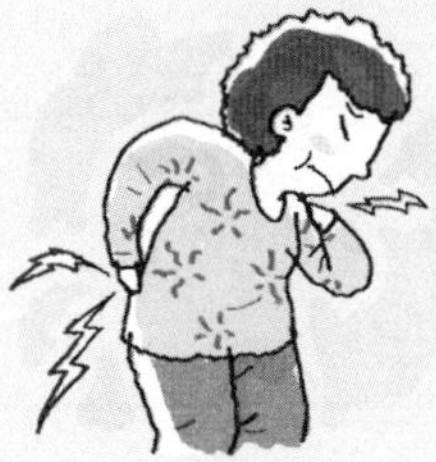

如果≧ 4 項，請詳見 Ch3-1（102 頁）

⑥粒腺體電力不足

你有以下症狀或問題嗎？

□吸入污染的空氣，例如懸浮微粒 PM2.5

□職業接觸核能輻射或是放射治療

□居住在高壓電塔、電磁波等環境

□吸菸，一手或是二手菸　□酗酒

□經常搭飛機　□長期處於壓力之下

□癌友接受化療　□經常感覺疲倦

□經常吃油炸或是精緻甜食

□皮膚出現老化斑點

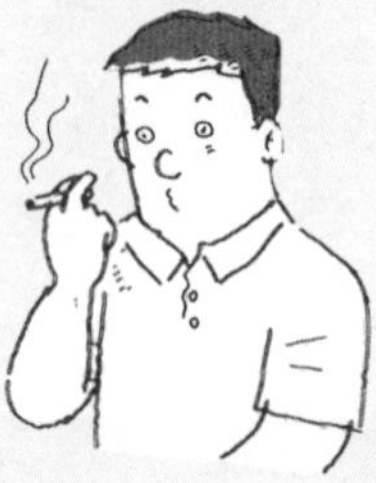

如果有，請詳見 C3-6（152 頁）

⑦甜食上癮

你有以下症狀或問題嗎？

□反覆減重失敗　□憂鬱　□失眠

□躁鬱　□嗜吃甜食　□低抗壓力

□容易心悸、手抖　□容易緊張

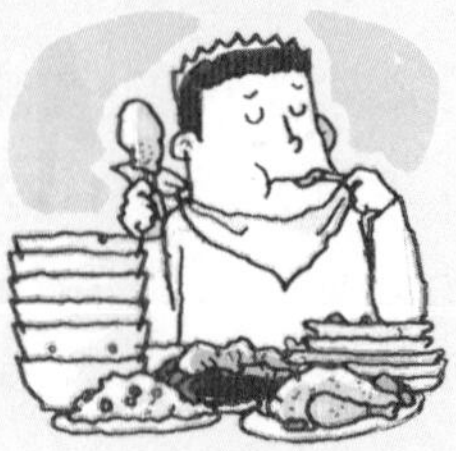

如果有，請詳見 C3-7（161 頁）

④腸道菌相失衡

你有以下症狀或問題嗎？

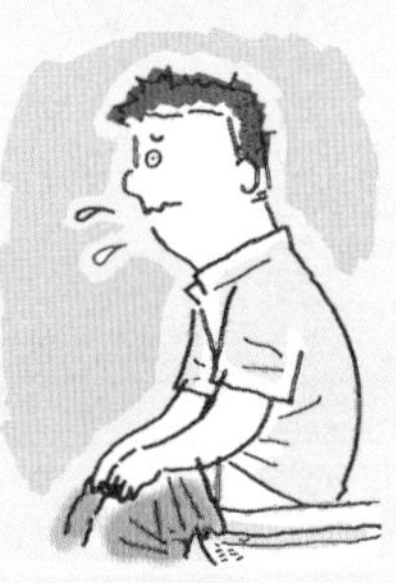

□便祕　□腹瀉　□腸躁症　□胃酸逆流

□經常吃消炎止痛藥　□消化性潰瘍

□經常打嗝　□經常吃抗生素

□潰瘍性大腸炎　□消化不良

如果有，請詳見 C3-4（133 頁）

⑤肝臟排毒力不足

你有以下症狀或問題嗎？

□經常外食，並且使用塑膠袋或是保麗龍裝盛熱食

□工作場合易接觸塑化劑或是重金屬

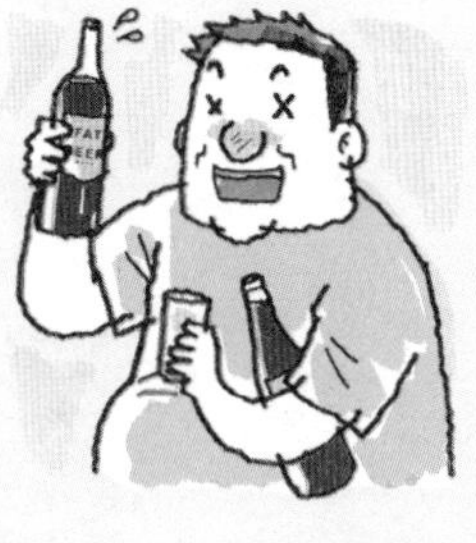

□脂肪肝　□肝硬化　□長期吃中藥

□長期吃西藥　□很少喝水

□牙齒有銀粉填充物

□ B 型肝炎　□ C 型肝炎

□肝腫瘤　□經常酗酒　□經常熬夜

如果有，請詳見 C3-5（143 頁）

閱讀之前

3分鐘測出你的減肥IQ指數

每天一杯果汁，健康又減肥？吃素的人不用擔心肥胖或膽固醇過高？吃減肥藥簡便效果又好，是減肥王道？經常熬夜可以幫助減肥？小心！錯誤的減肥方法可能會讓你傷了身體，還越減越肥！

閱讀本書之前，讓我們先花個三分鐘，檢測一下自己的減肥觀念到底正不正確！

Q1 一般來說，吃素的人比吃葷的人瘦？

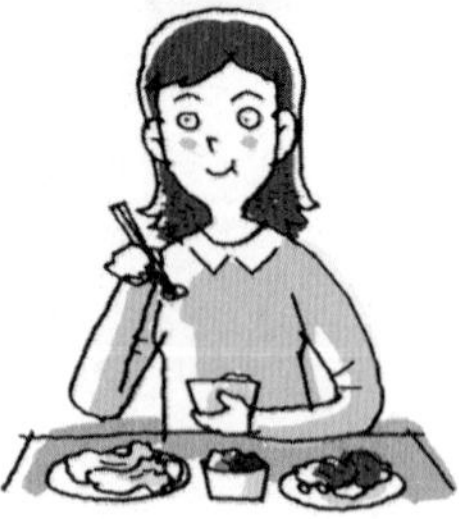

A1：對。

吃素的確可以幫助減重。二〇一〇年美國臨床營養期刊一篇統合性研究指出，長期吃素的男性以及女性，比一般葷食的朋友體重分別減少七・六公斤以及三・三公斤，吃素者BMI比葷食者平均少二kg/m^2，甚至吃素的小朋友也確實比較瘦。

更多研究指出，素食者比葷食者較少罹患癌症以及心血管疾病，因為吃素的人會攝取較多可溶性及不可溶性纖維，因此會增加糞便體積，促進腸胃蠕動，腸道好菌較多，可降低膽固醇以及毒素進入體內，大腸細胞較不易癌變等等。但是吃素如果長期吃不健康的素料，且高油、高鹽、高糖的話，也絕對談不上健康，甚至會引發肥胖。

Q2 經常便祕的人比較容易肥胖？

A2：錯。

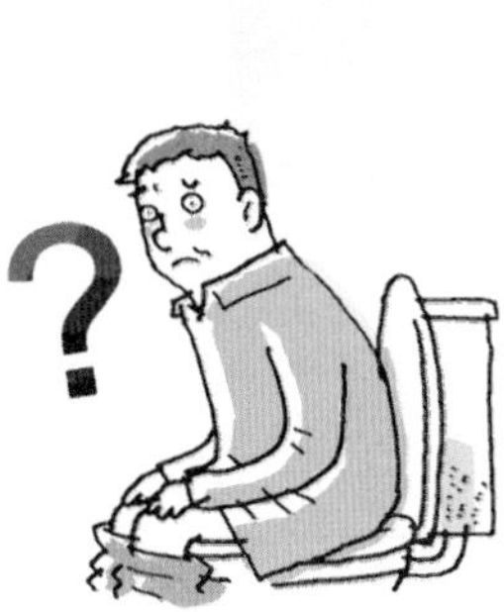

二〇一二年一篇統合研究發現，肥胖的人容易有的腸胃症狀包括上腹悶痛、胃酸食道逆流、腹瀉等等，但是便祕、脹氣、下腹痛、噁心等症狀，反而跟肥胖沒有關係。換句話說，肥胖與便祕基本上是沒有關係的，肥胖的人甚至還比較容易腹瀉。但經常便祕的人比較容易老化及罹癌，所以即使便祕與肥胖不一定有關聯，還是要認真改善才好。

Q3 吃藥減肥效果好，所以藥物減重是王道？

A3：錯。

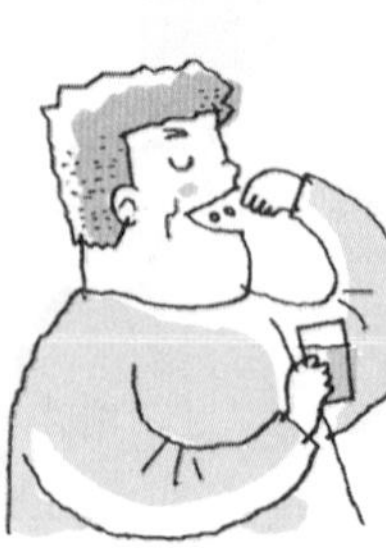

基本上，減肥藥分為合法以及非法藥物，尤其是非法藥物，大多有嚴重的潛在心臟及腦部中風副作用，絕對不可以使用。

我國目前衛福部核准的減肥用藥羅氏纖以及康孅伴，主要作用是協助排除膳食中的脂肪，但會造成無法控制的油便，弄髒內褲，還會讓脂溶性維生素A、D、E、K吸收困難，長期使用這類藥物，會造成骨質密度不足、眼睛乾澀、凝血功能受影響等後遺症。至於不應使用於減重的合法藥物，也有心悸、手抖、憂鬱、失眠、虛弱、肌肉流失等等副作用，因此減重真正的王道，還是應改變生活及飲食習慣才是。

Q4 肥胖的人比較容易憂鬱？

A4：對。

根據美國二〇一一年《綜合醫院精神醫學》期刊研究指出，身體質量指數ＢＭＩ超過三十的女性，罹患憂鬱症的風險提高五〇%以上，且帶來的嚴重後果包括暴食、負面思考，甚至自殺等等。

另外，台灣大學公衛學院調查男女高中生發現，相較二十年前，國內青少年過重及肥胖成長率成長約三倍，而過重學生比率占二成三，且幾乎都有被霸凌經驗。學生遭霸凌後，容易憂鬱，影響學習，尤其對女生影響較大。美國國家健康及營養狀況總體檢（ＮＨＮＥＳ）二〇〇五年到二〇一〇年的資料也顯示，四三%憂鬱症的成人合併肥胖，因此有憂鬱症的人，比沒憂鬱症的成人容易罹患肥胖。

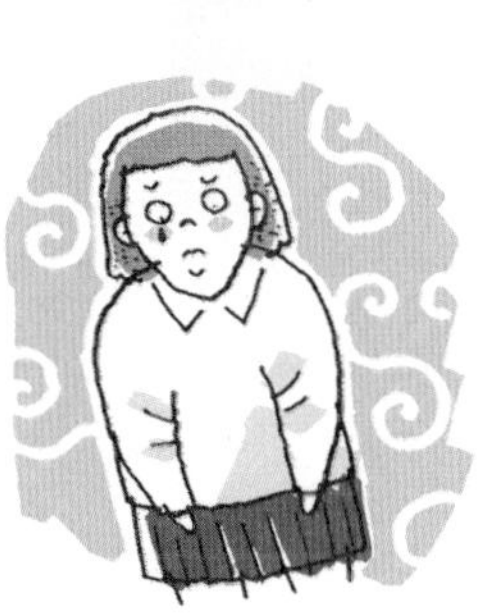

Q5 喝果汁不但有益健康，也可以幫助減重？

A5：不一定。

許多朋友喜歡將大量水果以調理機打成汁，一次喝下去，希望可以吃進水果中的植化素，但是調理機攪拌過久有可能會破壞大量纖維，如果又同時含四、五種以上過甜水果，那這種果汁瞬間會形成高升糖指數（ＧＩ）飲品，對血糖以及體重控制是有殺傷力的。

臨床上我碰過許多患者，為了減重，每日將蘋果、鳳梨、香蕉、奇異果、芭樂、小番茄等打成一杯果汁，結果三酸甘油酯及血糖反而飆高，且體重不減反升，原因就是攝取過多高ＧＩ值水果惹的禍。所以我建議牙齒能咀嚼的話，水果儘量用吃的，而且以低ＧＩ值水果為優先，且一天不超過三種。如果要打蔬果汁，建議以蔬菜為主，少量水果及堅果為輔，如此就可以吃出健康的蔬果汁。

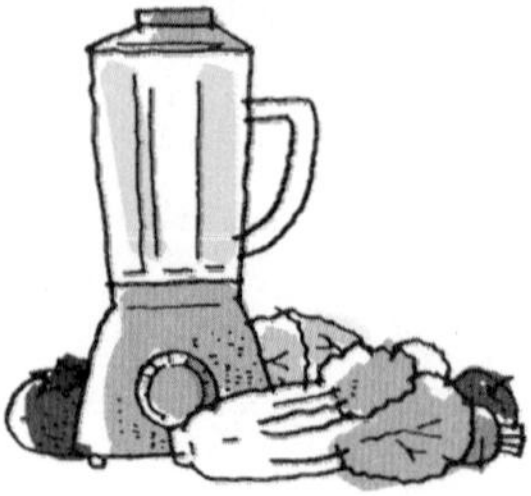

胖不胖有關係

Part 1

10大健康理由，讓你非減重不可！

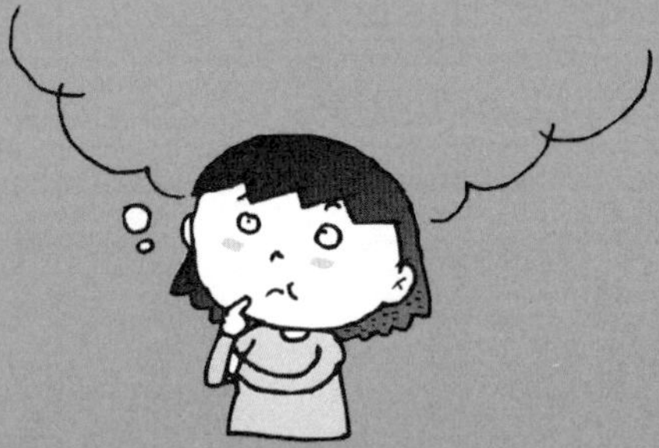

肥胖是健康殺手，相信沒有人會反對。但是，一提到減肥，很多人忍不住又會找許多藉口：減肥好難、沒時間運動，我都胖了這麼多年，不減肥好像也沒差……。本章將告訴你，想要健康人生，為什麼一定要減重；因為繼續胖下去的話，你面臨的大敵就不再只是「胖」而已！

減重理由 1

內臟脂肪是健康最大殺手

一位減重患者，除了看他的體脂率外，還要注意他（她）是不是「大腹人家」，因為腹部內臟脂肪可以說是「包藏禍心」的脂肪，是十大必須減重理由之首，也是健康的最大殺手。

人體的脂肪組織會分布在皮下以及內臟之中，原本的功能是提供身體保暖以及保護內臟，但是如果太過肥胖，過多的脂肪細胞就會儲存起來。而這些儲存在腹部內臟的脂肪很麻煩。根據研究，腹部脂肪細胞本身就是一種內分泌細胞，它會分泌許許多多的發炎激素，包括IL-1，IL-6，IL-8以及TNF-α等等，這些物質會不時在身體各器官「放火」，造成衰老、慢性病、癌症等，所以我在各處演講時，都會指著腹部肥胖的朋友說：「你腹部像座火山，如果不盡早減掉腹部脂肪，遲早火山會爆發的。」

最早醫學專家就注意到腹部肥胖的人，容易造成胰島素阻抗，產生第二型糖尿病。後來慢慢發現，這些病人還會合併高血脂以及高血壓等慢性病，因此逐漸有共識，定義出「新陳代謝症候群」，簡稱「代謝症候群」。

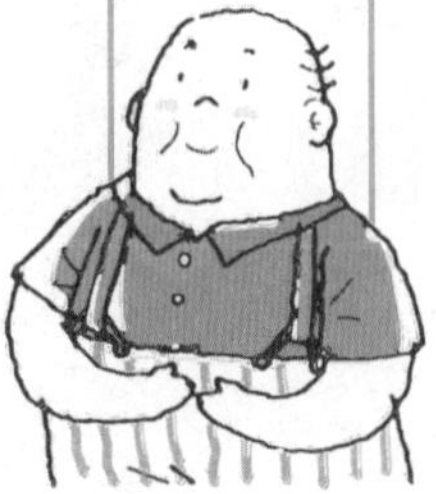

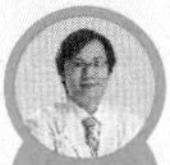

劉醫師小講堂

你有沒有「代謝症候群」？一測就知！

以下五項條件中，你若符合其中三項，那就是代謝症候群的患者了。

- 男生腰圍大於等於九十公分，女生腰圍大於等於八十公分，或是BMI大於等於二十七kg／m^2。
- 三酸甘油酯大於等於一百五十mg／dl。
- 高密度膽固醇男性小於四十mg／dl，女性小於五十mg／dl。

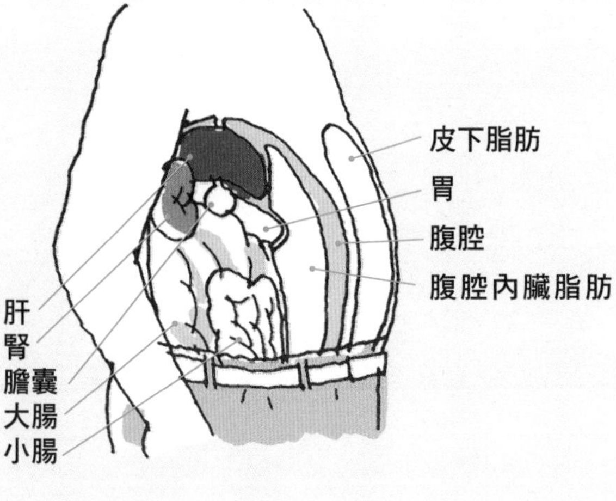

・血壓收縮壓大於等於一百三十 mmHg 或是舒張壓大於等於八十五 mmHg，或是有使用降血壓藥物。

・空腹血糖大於等於一百 mg／dl或是有使用降血糖藥物。

據統計，有代謝症候群的人，未來罹患糖尿病、高血壓、高血脂、心臟病、腦中風的機會，分別是一般人的六倍、四倍、三倍、二倍、二倍，而每年台灣十大死因排行榜中，糖尿病、高血壓、心臟病、腦血管疾病所累積的總死亡率超過癌症。因此，不論富貴人家還是一般市井小民，因為飲食精緻化加上少運動，現代人絕大多數都是代謝症候群的候選人。

肝包油讓全身機能都出狀況

內臟脂肪當中最有名的就是脂肪肝，也就是俗稱的「肝包油」。肝臟是體內最重要的解毒器官，各位試想，如果你每天製造的垃圾不送去垃圾處理廠（肝臟）處理（解毒），或是垃圾處理場機器被雜物（脂肪）堵塞，使垃圾無法順利分類、焚燒、掩埋，那這社區（個體）豈不發臭大亂？

脂肪肝又稱作非酒精性脂肪肝（NAFLD），顧名思義，此脂肪肝並非由酗酒造成，但是很多朋友既酗酒，又喜吃高油脂、高糖飲品，此時脂肪肝就會更嚴重。據研究，台灣成人脂肪肝的盛行率約五八％，更麻煩的是，國家未來主人翁兒童過重及肥胖盛行率為二六％，而這些過重及肥胖的兒童，脂肪肝盛行率各為二二％與四二％，且肥胖兒童更有高達三三％會出現脂肪性肝炎，甚至有六歲小朋友已經出現脂肪性肝炎（NASH）的情況，真的非常可怕。

診斷脂肪肝最準確的方法為肝臟切片，一般肝臟內脂肪堆積大於五％，即可稱為脂肪肝。非酒精性脂肪肝約有一％到二〇％會進展成肝炎，這些肝炎病人約有五％到三〇％會進展成肝纖維化，接著，這些肝纖維化的朋友，約有二〇％到三〇％的人會進展成肝硬化。一旦進入肝硬化時，約有二五％的人會發生肝癌。不僅如此，一旦產生脂肪肝，體內上千解毒工作會受到阻礙，此時自由基大量產生，發炎激素也傾巢而出，老化、疲倦、癌症、荷爾蒙失調、失智等問題會接踵而至。因此，內臟脂肪所引起的健康問題是連鎖效應，不得不防啊！

精緻飲食帶來糖尿病及糖胖症

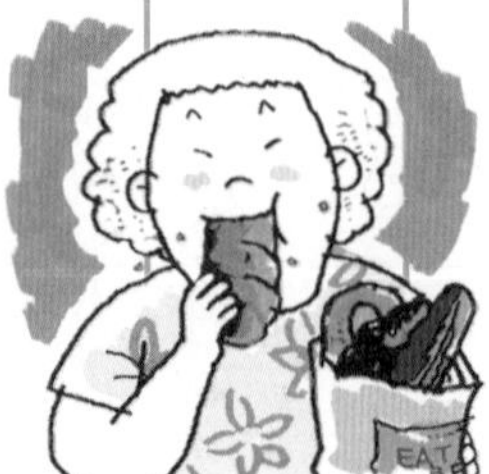

根據二〇一三年國際糖尿病聯合會的報告，台灣目前糖尿病盛行率約為九・七八%，也就是說每十個國民就有一個是糖尿病患者。由於肥胖與這種如瘟疫一般的二型糖尿病息息相關，因此目前有專家稱肥胖加上糖尿病為「糖胖症」（diabesity）。

開計程車身材肥胖的李先生每次一有感冒都會找我，習慣持續了十五年。最近他來看病，我看他右眼包著紗布，走路行動不便，身體水腫，才知道他多年糖尿病已經造成視網膜病變，接受雷射治療，且腎功能減退正在服用利尿劑，由於視力急速惡化，已經無法開車謀生。他的情形，正是典型糖胖症控制不良的後果。

除了眼睛問題外，據台灣腎臟透析學會二〇一一年統計，台灣糖尿病患者有四〇%會出現腎功能損傷，並且在十五年後須洗腎，反觀已洗腎病友，也有四〇%是因糖尿病控制不良所引起。

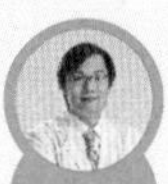

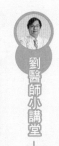

劉醫師小講堂

你有糖尿病嗎？一測便知！

想知道自己有沒有糖尿病，以下指標符合任何一項，就算有糖尿病了：

- 糖化血色素A1C（HbA1C）大於等於六・五%。
- 空腹血漿血糖大於等於一百二十六mg／dl。
- 口服葡萄糖耐受試驗第二小時血漿血糖大於等於兩百mg／dl。
- 典型的高血糖症狀或高血糖危象（Hyperglycemic crisis），且隨機血漿血糖大於等於兩百mg／dl。

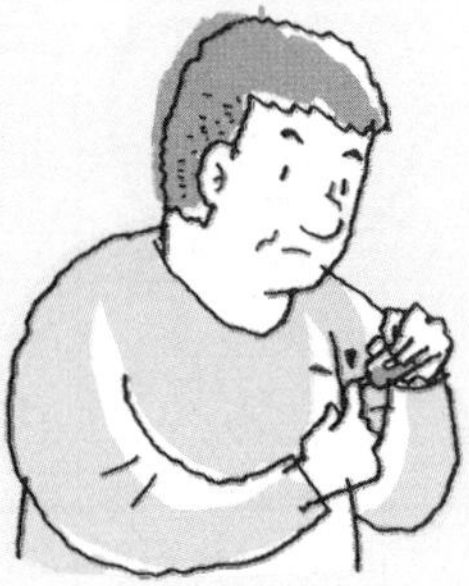

肥胖會增加胰島素阻抗

為什麼肥胖患者和糖尿病有關呢？因為肥胖的人會增加胰島素阻抗（Insulin

resistant），所以容易罹患糖尿病。什麼是胰島素阻抗？試想，你的胰臟會分泌胰島素（一把鑰匙）到血液中，我們全身細胞有許多這把鑰匙的鑰匙孔（胰島素接受器），當鑰匙插入鑰匙孔中，就可以幫助血糖進入細胞中轉換成能量，因此可以降低血糖；可是一旦這鑰匙孔生鏽或是阻塞，胰島素這鑰匙不能發揮作用，就稱為胰島素阻抗，也就是第二型糖尿病。糖化血色素A1C比空腹血糖更能評估血糖控制效果，因此我特別重視這數字。糖尿病朋友最好都能降到六•五%以下，否則全身細胞糖化，會造成老化自由基大量產生，發炎激素hs-CRP增加，血管、神經都會受損。

手搖杯飲料造成糖胖症氾濫

台灣手搖杯飲料市場越來越繁榮，其中高果糖玉米

常見的高熱量陷阱食物

垃圾食物陷阱	奶茶 (700C.C)	花生糖 (1片)	牛奶糖 (3顆)	鳳梨酥 (1塊)	汽水 (1罐)	花生 (20顆)	牛舌餅 (2片)	金莎巧克力 (1顆)	三合一咖啡隨身包 (1包)
熱量（大卡）	300	221	180	175	140	90	80	75	54
走路消耗的分鐘數（分）	97	71	58	56	45	29	26	24	17
消耗熱量所需的爬樓梯階梯數（階）	2083	1535	1250	1215	972	625	556	521	375

註 1：運動消耗熱量以成人 60 公斤體重計算。
註 2：台北 101 大樓階梯數共 2046 階，喝 1 杯 700C.C 奶茶，所需消耗的熱量，遠超過 101 爬階。
資料來源：國健署

糖漿與肥胖、糖尿病的高盛行率，其實有莫大關係。以一杯六百毫升全糖（大約是十至十六顆方糖）珍珠奶茶、抹茶紅豆冰沙或是巧克力冰沙來看，大約是六百大卡，每天喝一杯的話，每月體重會增加兩公斤，每年會增加二十四公斤。如果想靠運動來消耗熱量，以每小時六公里速度快走，必須走五小時才能消耗一杯全糖飲料的熱量。換句話說，一杯手搖杯飲料，就能輕易讓你胖。

減重理由 3

肥胖引發高血壓、高血脂

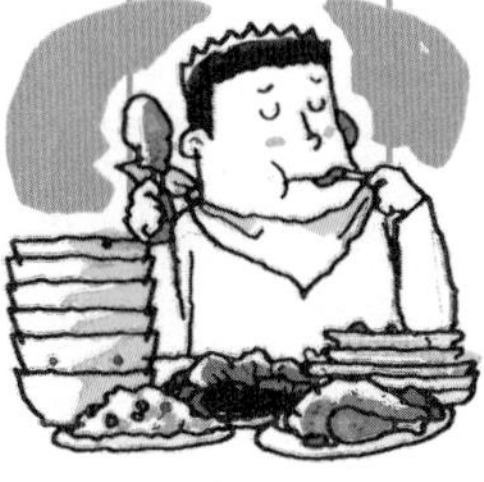

根據研究，肥胖已經被證實會提高總膽固醇、三酸甘油酯、高血壓、冠心病風險。

人體總膽固醇有所謂好的高密度膽固醇（HDL），以及不好的低密度膽固醇（LDL）。我經常建議朋友抽血不要只檢驗總膽固醇，應該要注意HDL以及LDL。LDL會攜帶膽固醇到周圍組織，造成周邊血管硬化以及血管狹窄。當「有彈性的血管」變成「硬化的血管」時，血壓就會上升，導致組織老化及破壞。而HDL就像是血液清道夫，會將周遭血管的膽固醇帶回肝臟處理。其實LDL還分為小顆粒以及大顆粒膽固醇，其中小顆粒膽固醇與胰島素阻抗有關，而且與動脈硬化關係更密切。一般醫師開的降膽固醇藥物司達汀（statin），可以有效降低總膽固醇，卻無法有效降低這類小顆粒有害的膽固醇，且會消耗肝臟中輔酵素Q_{10}的合成，造成虛弱以及腎臟損傷風險。所以我一直強調，面對高血脂症，應先以功能營養醫學來調整較為恰當。而三酸甘油酯會在肝臟中輕易轉換成血糖，促進之前提到的萬惡淵藪——內臟脂肪以及脂肪肝的形成。

還記得有一位體重六十二公斤的出家女師父因為高膽固醇血症來門診諮詢。她問我：「為什麼吃素吃了三十年，膽固醇還是節節升高？」

其實，脂肪與膽固醇是不完全一樣的。脂肪是由脂肪酸構成，而脂肪酸依照化學結構式分為：

- **飽和脂肪酸（SFA）：**以豬油、牛油、椰子油、棕櫚油含量較高，攝取過多會增加LDL。
- **不飽和脂肪酸**，又分為：

①單元不飽和脂肪酸（MUFA）：可以降低LDL，知名的地中海型飲食因含高量的MUFA，所以當地有較低的心血管疾病罹患率。天然油中以橄欖油、苦茶油含量較高。

②多元不飽和脂肪酸（PUFA）：分為Ω3和Ω6多元不飽和脂肪酸。

亞麻仁籽、核果含的次亞麻油酸ALA，和魚油中的EPA（二十碳五烯酸）及DHA（二十二碳六烯酸），都是Ω3多元不飽和脂肪酸，可以降低三酸甘油酯。而Ω6多元不飽和脂肪酸大部分植物油都有，如葡萄籽油、葵花油、大豆油、玉米油、棉籽油等，過多會促進身體發炎，造成LDL氧化以及血管硬化。

至於膽固醇則是一種衍生脂肪，結構與一般脂肪酸不一樣。膽固醇是細胞膜以及神經鞘膜重要的元素，也是身體性荷爾蒙、腎上腺素的原料。一般身體肝臟會自行製造約七〇%的膽固醇以提供身體所需，食物當中以動物性來源為主，植物是沒有膽固醇的，所以即使吃全素的朋友，也會因為自身膽固醇製造及代謝問題，而有膽固醇過高的問題。

脂肪細胞多寡影響血壓高低

所謂肥胖，是因為周遭組織脂肪細胞量大增，而脂肪細胞大增的同時，血管也會增生，造成血液循環系統阻力增加，我們的循環幫浦「心臟」為了將血液送往全身，所以心搏會增加，心跳速率也會比一般人高，加上脂肪細胞本身就會分泌許多發炎激素，造成血管內皮損傷，於是血管便會逐漸硬化，而這些都是促使肥胖朋友血壓上升的主因。由於高血壓平時並無症狀，如果長時間放任血壓過高不處理，恐怕會造成心律不整、心臟肥大、腎功能衰退、腦中風、心臟疾病、腎臟疾病、糖尿病、性功能衰退等等後遺症，最可怕的是突然腦溢血，或是心肌梗塞造成突然死亡，因此高血壓也被醫界稱為「沈默的殺手」。

范先生因為心臟冠狀動脈阻塞放了一根血管支架，他以為從此就可高枕無憂，但太太卻不這麼認為，堅持要他來營養醫學門診諮詢。我為他做過檢查之後，強烈建議他依照功能營養醫學方法調理，身高一百七十三公分的他，一年後體重從八十八公斤減至

劉醫師小講堂

血壓多少才正常？

一般來說，血壓分為收縮壓及舒張壓，正常的收縮壓必須小於一百二十mmHg，舒張壓小於八十mmHg。而高血壓又分為：

- **高血壓前期：**收縮壓為一百二十至一百三十九mmHg，或舒張壓為八十至八十九mmHg。
- **第一期高血壓：**收縮壓介於一百四十至一百五十九mmHg，或舒張壓介於九十至九十九mmHg。
- **第二期高血壓：**收縮壓介於一百六十至一百七十九mmHg，或舒張壓介於一百至一百零九mmHg。
- **第三期高血壓：**收縮壓大於等於一百八十mmHg，或舒張壓大於等於一百一十mmHg。

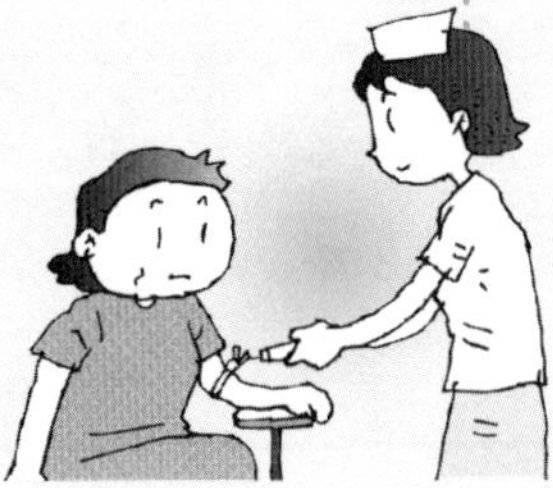

七十九公斤，雖然距離理想體重七十二公斤仍有一段距離，但是心臟功能卻已大大好轉，生活品質也獲得相當改善。

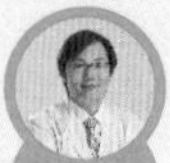

劉醫師小講堂

心臟病做了支架手術，就能永遠安心嗎？

心臟有三條主要支配血管，叫做冠狀動脈，如果這動脈發生狹窄，甚至造成心肌梗塞，就叫做冠心病。由於現在醫學的進步，血管支架手術逐漸取代了過去的開心手術。透過改變支架材質加上塗藥，並配合每日服藥，包括阿斯匹靈以及保栓通等，很多心臟病人得以延長壽命。儘管如此，每年仍有約一〇%的患者會復發，因此心臟血管裝了支架，絕對不可能永遠心安，生活型態的改變以及營養調理，仍然是最重要的。

減重理由4

肥胖與癌症很有關係

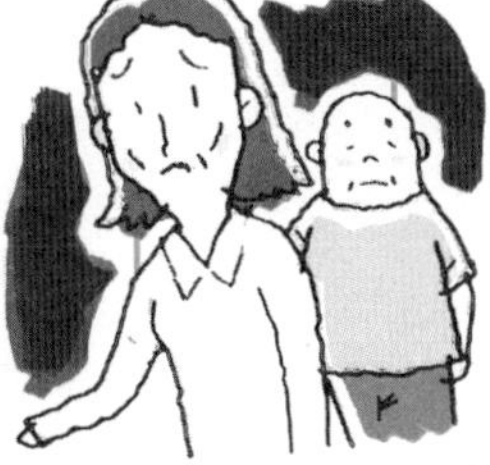

近年來，衛福部公布的國人十大死因當中，與肥胖有關的就占了八項，包括惡性腫瘤、心臟疾病、腦血管疾病、糖尿病、慢性下呼吸道疾病、高血壓、慢性肝病及肝硬化、慢性腎臟病等等，其中讓人聞之色變的癌症，居然也跟肥胖脫不了關係，這是值得肥胖一族朋友們關心的資訊。

癌症患者增加，與肥胖脫不了關係

二〇一一年英國曼徹斯特大學發表了一篇重要論文，刊登在醫學期刊《Lancet》上。在分析了二十八萬兩千一百三十七個癌症個案、二十種不同類型癌症後，結果發現，肥胖會增加乳癌、大腸直腸癌、食道癌、子宮內膜癌、腎臟癌、攝護腺癌、膽管癌發生的機率。以男性來說，體重每增加十五公斤，罹患食道癌風險上升五二%、甲狀腺癌三三％、大腸直腸癌及腎臟癌二四％；女性每增加十三公斤，子宮內膜癌及膽囊癌罹患風險上升五三％、食道癌五一％、腎臟癌三四％。美國癌症協會（ACS）也早發表過，肥胖會增加乳癌、腎臟癌、大腸直腸癌、膽囊癌、胃癌、子宮頸癌風險；以性別分開來看，體重超過理想體重四〇％時，女性會增加五五％罹癌機率，男性則會增加三三％罹癌機率。

為什麼肥胖與部分癌症有如此大關係，據我分析，飲食因素應該占大宗。可能原因有以下八點：

❶ **攝取太多高脂肪、低纖維食物：**高脂肪食物通常指的是含有高脂肪的紅肉，因為過多的飽和脂肪，會促使胰島素分泌增加，而幫助降血糖的胰島素，卻是許多癌症的促發因子；換句話說，吃太多紅肉，不單單是膽固醇過高的問題，也是引發癌症的風險因子。另外，紅肉還會增加男性睪固酮濃度，提高男性攝護腺癌罹癌風險以及轉移機率，以及增加二級膽酸這種致癌物質。而常吃肉，攝取較少的蔬菜水果，也會減少糞便體積，讓腸道毒素很容易吸收到體內，因而增加罹癌機率。

❷ **攝取油脂比例不對：**許多肥胖患者認為只要攝取植物屬性的油就很安全，其實一般植物油含有較多的Ω6多元不飽和脂肪酸，這種油一旦攝取過多，將造成與Ω3多元

不飽和脂肪酸之間的失衡，較優的Ω6比Ω3的比例為二比一至一比一，可是現代人的飲食，時常是十比一甚至三十比一，造成身體發炎的激素增加，進而形成腫瘤。除此之外，我們常吃的甜點、糕餅、爆玉米花、炸薯條、洋芋片、部分飲料等，都含有植物氫化油，也就是俗稱的「反式脂肪」，雖然會讓食物的味道更好，卻也是造成心血管疾病、過敏、部分癌症的危險因子，因此在日本甚至有「死油」之稱，我則喜歡說反式脂肪是「香甜的塑膠」，以提醒朋友能避就避。美國於二〇一五年六月，已宣布三年後將全面禁止使用反式脂肪，台灣也將於二〇一八年禁用。

❸ **攝取過多含精緻糖飲料或食品：**這些食品容易使細胞產生過多的糖化終端產物（Advanced Glycation End products, AGEs），促進糖尿病形成，增加胰島素，還會造成細胞能量發電廠粒腺體的老化以及DNA的突變，對於癌症的形成有推波助瀾的效果。

❹ **誤食過多毒素及其他致癌物：**例如遭黃麴毒素污染的花生粉、花生醬、豆腐乳、臭豆腐、玉米等，以及香腸、火腿、熱狗、培根等食品內含的亞硝酸鹽防腐劑，會與許多動物性蛋白形成亞硝胺，這與胃癌、肝癌、食道癌、胰臟癌、肝癌都有關係。

❺ **食物或環境荷爾蒙的污染：**肥胖患者體內有較高的雌激素濃度，雌激素受體也較多，

因此經常在乳腺組織、子宮內膜、卵巢、攝護腺等組織細胞產生癌變。麻煩的是，環境荷爾蒙（又稱為內分泌干擾物質），在牛、豬、雞皮甚至牛奶、乳製品都經常被驗出，此外，塑化劑以及瘦肉精的污染等，都算是人工荷爾蒙，當然塑膠製品的氾濫，也是一種環境荷爾蒙的來源。另外，第一型類胰島素生長因子（IGF-1）這種與乳腺增生有關的激素，在乳製品以及紅肉中也大量出現，研究發現，肥胖朋友體內有較高的IGF-1。而二〇一五年大陸上海學者更指出，IGF-1越高，乳癌越容易轉移，預後越差。

❻**酒精：**過量酒精也是促癌因子，易引發口腔、咽喉、食道、胃、大腸直腸、胰臟、肝臟、乳房等部位的癌症。

❼**不愛運動：**脂肪組織本身就有內分泌功能，肥胖朋友不愛運動，會增加脂肪細胞發炎激素的分泌。研究發現，即使肥胖，只要能規律運動，身體發炎激素就會下降，降低癌症發生的機率。

❽**長期憂鬱、沮喪：**肥胖患者常因負面情緒而暴食，若再遭遇工作、職場無形的霸凌，更容易失去信心。長期憂鬱沮喪的結果，免疫系統以及自律神經易失調，會降低抗癌第一線自然殺手細胞（NK cell）殲滅癌細胞功能，促使腫瘤發生。

減重理由5

肥胖會引發睡眠呼吸中止症

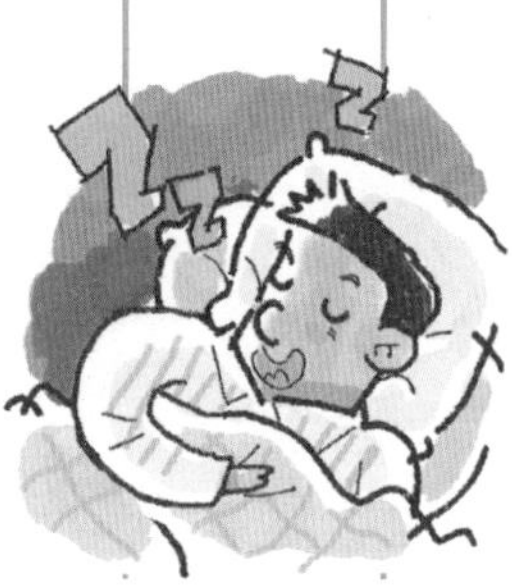

肥胖患者很容易因咽喉肌肉的脂肪浸潤，造成該處空間狹窄，肌肉張力不足，睡眠時空氣通道阻塞。二〇一五年韓國醫療團隊更發現，呼吸中止症患者細胞粒腺體功能會損傷，簡單說，肥胖加上打呼以及呼吸中止症的朋友，生鏽老化更快。

根據統計，睡眠呼吸中止症的風險因子包括男性、停經後婦女、年齡大於五十歲、頸圍過大（男性大於四十三公分，女性大於三十八公分）、身體質量指數ＢＭＩ大於二十四kg/m^2、習慣性打鼾（每週多於三晚）、咽喉口腔結構異常等。

所謂睡眠呼吸中止症（Sleep apnea）的定義是，睡眠當中每小時有五次以上、每次超過十秒的淺呼吸或是呼吸中止，而每小時淺呼吸加上呼吸中止次數就稱為「呼吸中止指數（Apnea-Hypopnea Index, AHI）」。醫學上依照發生機制不同，又將睡眠呼吸中止症分為：

- **阻塞型睡眠呼吸中止症（ＯＳＡ）**：此乃因咽喉鼻腔阻礙氣流通過所造成的中止症，

占了呼吸中止症的九成以上。

- **中樞型**：是因為腦部病變或是其他腦部退化，使得睡眠時「忘記」呼吸。
- **混合型**：也就是混合的阻塞因素加上中樞因子。

如果有嚴重打呼，加上白天精神不濟、嗜睡，建議應該到醫院睡眠醫學中心接受「睡眠多項生理檢查（PSG）」，檢查當晚必須在醫院睡眠醫學中心檢查室待一晚，然後睡眠技師會在你身上及頭部黏貼一些生理訊號導線，睡一晚之後，就可以針對蒐集的訊號做一整理，約一週後報告就出來了。

嚴重打呼就像是慢性自殺

目前醫學研究已證實，睡不好加上睡眠呼吸中止症，引發的併發症太多了，包括：

- **心臟病**：高血壓、冠心病、心律不整、心肌梗塞、心因性猝死。
- **腦血管疾病**：中風、記憶力及認知功能衰退、頭暈、眩暈、耳鳴、頭痛。
- **代謝異常相關疾病**：肥胖、脂肪肝、高膽固醇、高三酸甘油酯、胰島素阻抗增加、血糖上升、高尿酸血症。

- **腎功能衰退。**
- **白天嗜睡：**開車易發生車禍。
- **性功能障礙：**男性陰莖血管硬化，勃起障礙。
- **腫瘤：**包括腦瘤、皮膚癌機率上升。

讀者看到這裡，相信會同意我的說法：「嚴重的打呼，等同慢性自殺」。其實這並不只是單純個人健康問題，它所衍伸出來的是公共交通安全的危害。美國史丹佛大學醫學中心，就曾於二〇〇二年發表過睡眠品質不佳與車禍次數及頻率的相關結果。

目前針對打鼾或是阻塞型睡眠呼吸中止症的治療方式，大約有以下幾點：

- **非手術：**包括減重、睡眠衛生行為矯治法、藥物、口內裝置、連續正壓呼吸器（CPAP）等。
- **手術：**耳鼻喉科醫師會針對上呼吸道的阻塞病變實施手術，不過整體五年成功率不到五成。

我自己的研究也發現，越嚴重的OSA患者，其血液中發炎指標hs-CRP、氧化壓力指標MDA都上升，而且微量元素鋅、硒以及抗氧化酵素SOD都下降，其結果發表在二〇一三年知名期刊《J Nutr Health Aging》上。

肥胖會出現腎臟相關疾病

八年前，一位護理師的母親因為耳朵聽力逐漸退化、頭暈來給我檢查。身高一百五十六公分的王太太，體重七十一公斤，BMI是二九・一，空腹血糖為一百八十二mg／dl。我說再不控制血糖，不去減重，未來會洗腎喔。但王太太回我說：「我有吃中藥，不會啦！」

兩年前，我又看到王太太來了，坐著輪椅身體虛弱的她，這次因為感冒頭暈找我，不同的是，她已經洗腎了。當時我預見她會洗腎，不是我會算命，是因為「肥胖」加「血糖控制不佳」加「長期吃中藥」（可能會有慢性重金屬中毒），最後腎臟一定會損傷。

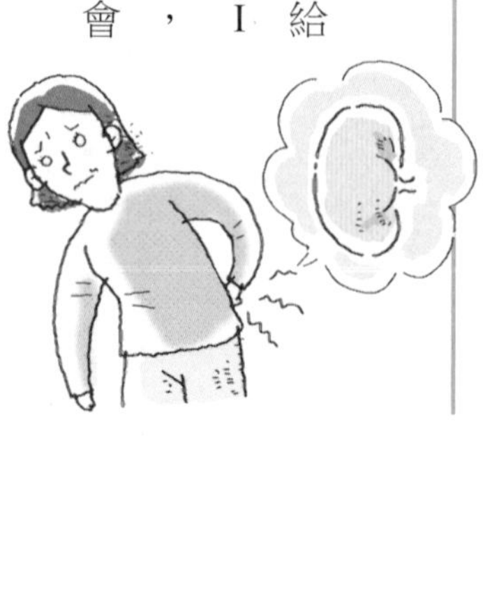

二〇〇四年，著名的美國醫學期刊《JAMA》發表了一個歐美研究，針對兩千五百八十五人追蹤十八年後，發現BMI每增加一個標準差，慢性腎臟病會增加

二三%；不過有部分學者認為，是這些肥胖的患者本身就有糖尿病或是腎臟病。二〇〇五年Kramer的研究更有意思，在五千三百零七位無糖尿病以及腎臟疾病對象的分析中，發現體重過重與輕度肥胖（BMI介於二十五至三十之間）會增加腎臟病風險二一%，而中重度肥胖朋友（BMI大於三十）會增加三八%腎臟病風險。

在醫學界證據等級最高的統合分析（meta-analysis）中，分析了自一九八〇年到二〇〇六年共兩百四十七個研究，發現體重過重與輕度肥胖（BMI介於二十五至三十之間）會增加腎臟病風險一・四倍，中重度肥胖（BMI大於三十）則會增加腎臟病風險一・八三倍，所以我經常苦口婆心勸告肥胖朋友們，真的應該下定決心，以健康方式來減重。

肥胖為何會造成腎臟病呢？可能原因有以下幾點：

❶ **發炎及胰島素阻抗增加：**發炎會增加許多發炎激素IL-1，IL-6以及TNF-α等，加上胰島素阻抗，腎臟血管以及腎細胞會逐漸衰退，造成血壓上升、蛋白尿，最後血管硬化，尿毒症就慢慢形成了。

❷ **腎臟血流的改變：**肥胖會增加腹壓，加重腎臟過濾負擔，腎絲球逐漸肥大，然後產生蛋白尿，最後腎絲球硬化。

❸ **活化腎臟高血壓機制RAAS：**RAAS是「腎素——血管收縮素——醛固酮」系

統的簡寫。簡單說，肥胖會活化此一系統，造成高血壓，也會發生腎絲球硬化。許多降血壓藥物的機制，就是針對抑制RAAS系統研發出來的。

④ **瘦體素失衡：**瘦體素（leptin），簡稱瘦素，它是由脂肪細胞分泌出來的一種荷爾蒙，可以抑制腦中樞的攝食中心，抑制食慾。不過現在發現過多的瘦素，反而會刺激交感神經，造成血壓以及心跳速率增加，長期下來，也會使腎臟腎絲球硬化，演變成慢性腎病。

減重理由 7 肥胖造成退化性關節炎與骨鬆

膝關節是人體中相當辛苦的關節，研究發現，一般站立或走路，膝蓋負擔是體重的一至二倍，上樓梯是體重的二至四倍，跑步約四倍，下樓梯則是四至六倍，所以體重越重，又經常登山的人，

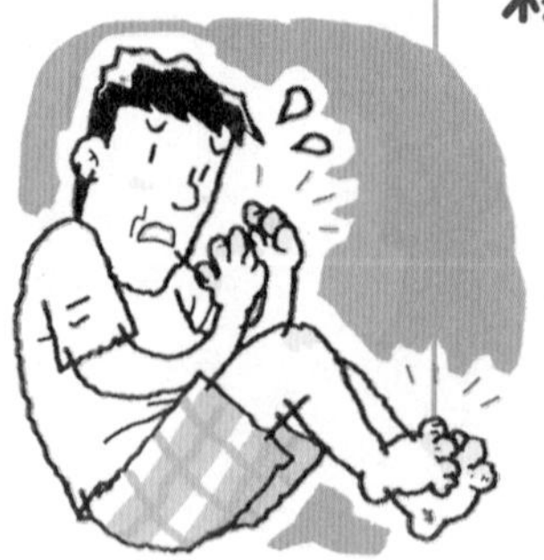

膝關節的磨損就會相當嚴重。一項長達十年的研究發現，肥胖者只要減重五公斤，比未減重的患者，退化性關節炎機率會降低五〇%。

退化性關節炎的發生常見於女性，如果在六十五歲以上，盛行率約二〇%，如果BMI大於三十以上，發生退化性關節炎的機率，就會比體重正常者多七倍。

骨質疏鬆症與退化性關節炎不一樣，一般來說，高風險因子包括停經後婦女、長期使用類固醇藥物、抽菸、飲酒過量、缺乏運動、飲食中缺鈣、日曬不足、家族病史、體重過輕的人。看到這，讀者可能會覺得肥胖跟骨質疏鬆沒關係，答案是錯的。如果你是肥胖患者，有以上任何因素加成的結果，絕對會出現骨鬆。

一項針對肥胖患者的研究發現，BMI大於三十五以上的患者，罹患骨鬆的機率是三二%，為什麼會這樣呢？其中一個因素是體內生長激素（HGH）過低。學者發現，肥胖者生長激素過低，體內不但脂肪組織會增加，肌肉組成會下降，骨頭成骨細胞活動也會下降，當然就容易骨鬆了。

減重理由 8

牙周病、口臭、濕疹、視力減退，都可能是肥胖惹的禍

根據二〇一五年年澳洲雪梨大學的研究發現，BMI越高，牙周病發生率會增加，另外治療牙周病時，越肥胖的患者，治療效果較差。也有研究發現，BMI大於二十七以上時，牙周病機率會增加七%以上。根據台灣牙醫師公會統計，台灣牙周病患者約有五二%，將近一千萬人，而糖尿病患者比一般人罹患牙周病機率，更多了二至四倍，如果你的牙齒已經發生齒牙動搖，麻煩就大了，此時植牙的機率就會增加。

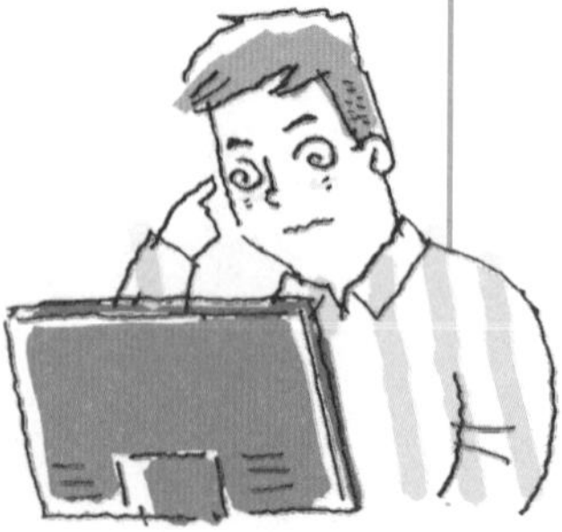

牙周病是全身性發炎疾病

牙周組織發炎現在已經不是單純牙齒的問題了，因為牙周囊袋內會藏污納垢，所有你想像不到的細菌，都有可能存在裡面，麻煩的是，這些細菌、毒素，會隨著血液漂流

至全身。

研究發現，這些細菌會造成全身性發炎，發炎指數CRP以及發炎激素IL-6、TNF-α上升，心臟瓣膜以及冠狀動脈血管內膜會損傷，冠心病機率就增加。發炎也會波及胰島素受體，加上肥胖，此時第二型糖尿病就容易發生，所以牙周病已經被視為全身系統的疾病了。

此外，許多人關心的口臭問題，也特別容易出現在肥胖朋友身上。原因是：

- **牙周病：**牙周囊袋細菌產生異味。
- **脂肪肝：**當肝臟解毒力下降時，口腔容易產生異味。
- **胃酸逆流：**肥胖朋友腹壓較高，胃酸逆流至喉頭，異味也容易產生。
- **併發糖尿病容易口乾：**口乾時，缺少唾液滋潤，口內細菌會滋生，異味更容易產生。
- **早期腎病：**一些早期腎病雖然症狀還不明顯，但是腎排毒機制已經受損，身體以及口腔也會有些味道。

（更多有關口臭治療的資訊，讀者可以參考本人著作《疾病，不一定靠藥醫》或是《完全根治耳鼻喉疾病》。）

另外，肥胖還會帶來皮膚困擾。皮膚皺摺多，包括腋下、乳房下、腹部皮下、腹股溝、臀部股溝等地方，會因為摩擦、流汗，容易引發溼疹，甚至造成細菌、黴菌的感染，導致經常發癢，刺痛，尤其在公共場所，抓也不是，不抓也不是，擦了藥膏也無法斷根。我記得一位女士，她下定決心減重，是因為腹股溝以及私密處會陰部經常發癢，實在痛苦。還有，肥胖患者如果發現黑色不痛不癢的對稱斑塊，出現在頸部、腋下、腹股溝等皮膚皺摺處，有可能是黑色棘皮症（Acanthosis nigricans），要注意是否已經發生胰島素阻抗，甚至有糖尿病了，建議趕緊看醫生，以確定血糖、肝腎功能是否正常。

談到皮膚病，特別要提到乾癬，這是一種全身性皮膚自體免疫疾病，這其實也與肥胖有關。臺北長庚皮膚科團隊於二〇一〇年發表，BMI介於二十四至二十七之間，乾癬罹患率是正常BMI的一・八四倍，若是BMI大於三十以上，風險更增加到三・二九倍，這與肥胖組織釋放出來的發炎激素誘導出乾癬基因表現有關。

在眼睛疾病方面，肥胖患者的氧化壓力大，發炎蛋白高，會造成視網膜細胞老化，視神經以及視網膜血管硬化、縮小、出血，讓視力退化加快。還好二〇〇三年哈佛研究人員發現，每週至少三次運動，可以減少黃斑部病變的風險。換句話說，減重永遠不嫌遲，最重要是立即行動。

減重理由 9

肥胖可能造成不孕

不孕症與肥胖也是有關的，過重及肥胖會造成全身性發炎，氧化生鏽指數增加，連帶對於生殖系統也會有影響。

談到不孕，就必須先了解什麼是雌激素，它是由卵巢和腎上腺製造出來的，會受到下視丘和腦下垂體共同協調控制。男性體內也有雌激素，是由睪丸以及腎上腺製造的睪固酮轉換而來。體內的雌激素可分為雌酮（estrone, E1）、雌二醇（estradiol, E2）、雌三醇（estriol, E3），其中雌二醇是卵巢所製造的主要雌激素；雌激素會刺激卵巢濾泡的發育與排卵，我們熟知的更年期症候群，就是雌激素下降所造成的。

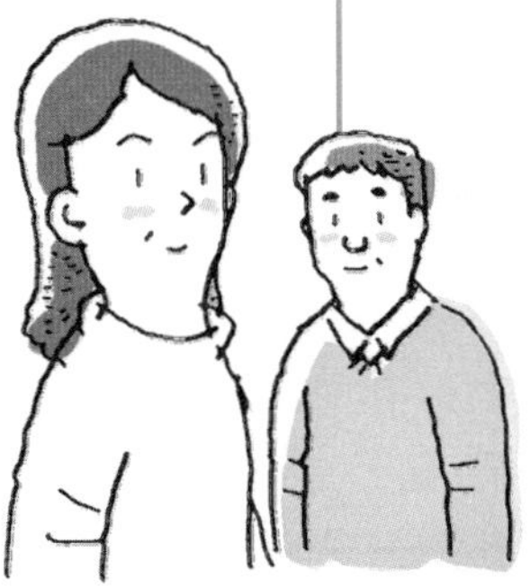

那麼肥胖為何會影響婦女的月經規律，甚至造成不排卵，可能理由如下：

❶ **胰島素阻抗增加：**肥胖婦女胰島素會增加，最後造成胰島素阻抗。千萬不要小看這上升的胰島素，它會刺激卵巢產生過多的雄性激素睪固酮，因而抑制排卵功能。另外胰

島素上升，會抑制第一型胰島素結合蛋白（IGFBP-1），而相對提高第一型類胰島素生長因子（IGF-1），過多IGF-1會抑制生長激素分泌，且會增加黃體激素（LH），LH又會再刺激卵巢分泌些許睪固酮，如此又會抑制排卵。

❷ **性荷爾蒙結合蛋白（SHBG）下降：**肥胖婦女SHBG下降了之後，活性雌激素以及睪固酮會增加，這樣也會影響排卵功能。

❸ **脂肪組織會增加睪固酮轉換酶活性：**這種酵素會一直將雄性激素轉成雌激素，使得雌激素週期性變化失序，也會抑制排卵。

❹ **容易合併多囊性卵巢囊腫症（PCOS）：**其實PCOS並不是真正的卵巢腫瘤，而是月經過少、多毛症、肥胖症及卵巢有許多不成熟小卵泡等症狀的總稱。而卵巢上的卵泡會因產生過多的雄性素，而無法成熟排卵。

已婚婦女若想提升受孕機率，那麼減重肯定能發揮很大效果。美國生殖內分泌醫師Daniel Kort針對五十二名肥胖合併不孕的婦女，以飲食、運動、生活習慣調整做研究，結果發現減重大於一〇％以上者，平均兩百二十六天成功懷孕，懷孕成功率達八八％，活產率七一％，比起減重幅度小者要好很多。這些瘦身成功者有很高比例，從完全不排卵恢復到自然排卵，進而成功懷孕。

另一個值得觀察的問題是，肥胖婦女比較容易習慣性流產。一篇二〇〇八年的研究發現，當婦女的BMI大於二十五kg／m²時，不論使用哪一種方式懷孕，其流產率都會提高許多，可能是基因的問題、子宮內膜不穩定、或是胚胎無法順利著床等。

值得注意的是，肥胖同樣也會造成男性不孕。荷蘭醫學研究發現，與體重正常的男性比較，體重過重的男性精蟲較少，甚至是無精的狀態，不孕的風險高出一・一一倍，如果是肥胖的男性，不孕機率則是一・二八倍，重度肥胖的男性，不孕機率更高達二・〇四倍。

我也注意到，肥胖男性體內雄性荷爾蒙睪固酮真的比較低，甚至轉化成雌激素偏多，這樣會帶來精子數量減少、活動力較差的災難。再者，肥胖者氧化壓力高，精子粒腺體輔酵素Q_{10}少，微量元素鋅過低，這都是男性不孕的因素。

減重理由10

肥胖會讓你越來越憂鬱

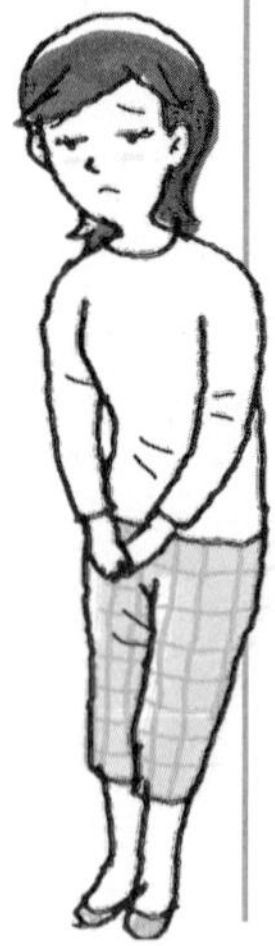

五年前，一名焦慮的母親，連哄帶騙將她二十五歲的女兒帶來。一百五十八公分的李小姐，體重已經達到八十九公斤，頭總是低著的她，從頭到尾都不太說話，看了過去的病歷，發現她是一名憂鬱症的患者。她從小學一年級開始，就因為身材比較圓滾而遭受同學言語上的霸凌。人緣奇差的她索性以吃零食、嗜食來舒解壓力。畢業後工作也不順利，為了控制病情，吃了抗憂鬱症的藥物將近二年，體重好像也越來越重。這到底是肥胖導致憂鬱？還是憂鬱引起肥胖呢？

美國國家健康及營養狀況總體檢（NHNES）二〇〇五到二〇一〇年的資料顯示：

- 四三%憂鬱症成人合併肥胖，而且有憂鬱症的人比沒憂鬱症的成人，比較容易肥胖。
- 這種憂鬱合併肥胖的情形，在各年齡層，女性朋友比較容易發生。
- 服用抗憂鬱症藥物，卻仍然呈現中重度憂鬱症的患者，有五五%是肥胖的患者。

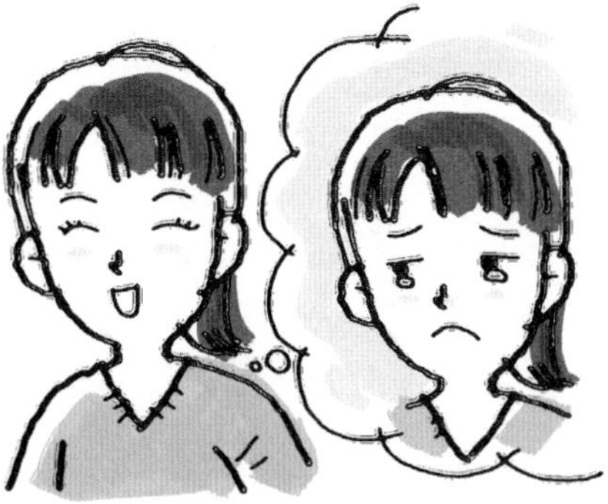

▲ 根據統計，因肥胖被霸凌而影響學習，以女性影響較大。

的確，許多人都因為肥胖成為同儕揶揄的對象，如果體重降不下來而被霸凌，當然憂鬱症就容易上身。英國倫敦國王學院精神病學專家Andrea Daneseu研究發現，童年時偶爾或常常遭到霸凌的女生，四十五歲時約二六%會過胖，從未被霸凌者，過胖機率則為一九%。美國二〇一一年的《綜合醫院精神醫學》期刊（General Hospital Psychiatry）也指出，身體質量指數BMI超過三十以上的女性，罹患憂鬱症的風險，也會提高五〇%以上。

台灣的情形呢？台灣大學公衛學院陳端容教授利用台灣教育長期追蹤資料庫，調查男女高中生發現，相較二十年前，國內青少年過重及肥胖的成長率約三倍。這份調查針對一萬七千二百多位高二升高三學生，利用二〇〇五年到二〇〇七年數據資料，將男女以不同標準分成「過重」及「非過重」二組，分析發現，過重學生比率占二成三，且幾乎都有被霸凌經驗，學生遭霸凌後，容易影響學習成就，尤其對女生影響較大。

至於肥胖會讓人變笨嗎？答案可能讓肥胖的你很不服氣，但的確是會的。美國賓州團隊發現，長期肥胖會讓腦容量減少二％至四％，而二〇一四年澳洲 Nicolas Cherbuin 博士，更以腦部核磁共振 MRI 來追蹤肥胖患者腦部邊緣「系統記憶中樞海馬迴」，發現 BMI 每增加二，海馬迴細胞量會減少七‧二％，可怕吧！

從以上分析來看，肥胖不僅影響一個人的外觀，對於身體各個器官的機能，不論是身體或是心理，都會產生極大的影響。想要有健康的身體，減重成了必要且必須的手段。只不過，坊間減重方法眾多，如何選擇適合自己又不傷身的健康減重法，才是最重要的。接下來的章節，我將教你如何打破減重迷思，透過減重金鑰，打造一個全新的健康人生！

減重9迷思

Part 2

揪出無效減重的「罪魁禍首」

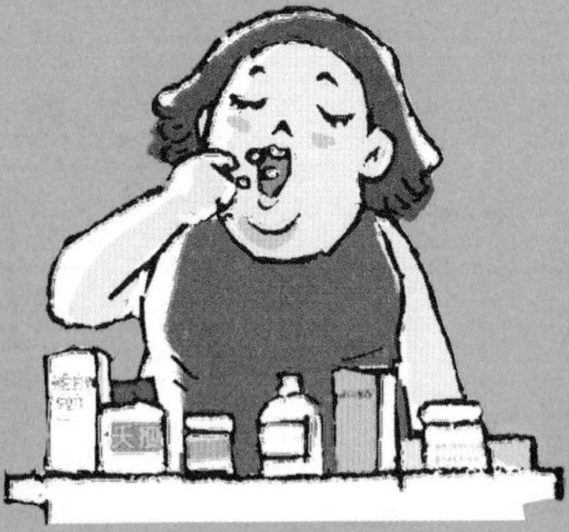

如果你決心想要減重，找回自己的健康，卻老是一再失敗的話，那麼恐怕你得問問自己，是不是用錯方法了！坊間教導如何減重的「撇步」相當多，然而真正能做到有效減重又不復胖的卻少之又少。想要成功減重，第一步先看看，自己是不是已陷入「9大迷思」之中！

肥胖是體質，怎麼努力都無法改變？

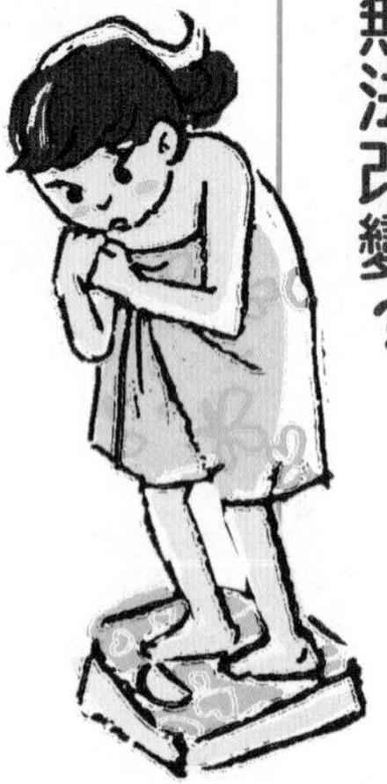

肥胖會不會遺傳呢？從某種程度上來看，答案是肯定的。但要知道，目前已開發國家的整體過重及肥胖比例，已超過四〇%到五〇%，然而這些國家百年前肥胖的人其實並不多啊！人類的基因不可能短時間內改變，所以造成現代人肥胖者過多的原因，大部分不在遺傳，而是生活型態以及飲食習慣改變。

一九九六年美國佛利特曼博士（Jeffrey Friedman）就發現，肥胖有可能是因為某基因變異（OB 基因），造成瘦體素（leptin）無法分泌，導致嚴重嗜食、肥胖。這是一種單基因變異，目前有五至六項單基因變異會造成小兒肥胖嗜食，如果你的孩子從幾個月大就開始發胖，很愛吃，無法停止吃的意念，就必須請醫學中心小兒內分泌科醫師幫孩子做單基因檢定。

但如果是念書甚至就業後才逐漸發胖，就可能是多基因症候群（Genetic syndrome）

所造成的。目前研究發現，有多達三十到四十種多基因變異，可能與後天肥胖有關。基因就像是建築一個房子（人）的藍圖，設計精確的藍圖，可以造出完美的房子，可是這藍圖往往會因為遺傳、壓力、飲食、睡眠等狀況，而有不同的修飾，當修飾發生小錯誤，就可能造成房子出現不同程度的問題。

我有沒有肥胖基因呢？

想知道自己的肥胖是否和基因有關，可以到專業醫療院所進行肥胖體質基因檢測，常見的檢測有以下幾種：

- **澱粉型肥胖ADRB2基因：**這基因是負責脂質溶解以及產熱反應的功能，會受到自律神經的影響，不光是肥胖，與氣喘和能量代謝異常也有關。肥胖的男生較多是這類基因異常，應該特別注意澱粉以及糖類的攝取。
- **臟器型肥胖ADRB3基因：**這基因產物蛋白分布在脂肪細胞表面，若異常，會造成內臟以及腹部脂肪的累積，BMI容易上升，同時胰島素阻抗增加，也比較容易併發二型糖尿病。也就是容易有蘋果型肥胖，一定要多運動才有幫助。

‧**頑固型肥胖 UCP1 基因：**這基因的產物蛋白主要分布於棕色脂肪粒腺體上，與產熱燃脂有關。此基因異常時，不但腹部脂肪容易增加，連帶臀部、大腿脂肪也易囤積，也就是容易有西洋梨型肥胖，這時採用對的運動處方很重要，尤其要特別鍛鍊大腿肌肉。

‧**代謝型肥胖 GNB3 基因：**與細胞訊息傳遞有關，若異常，脂肪合成不易受管制，容易造成代謝失衡，且會增加高血壓的風險。

‧**脂質型肥胖 PPARG 基因：**此基因產物蛋白與胰島素敏感和脂肪細胞分化有關，若異常，除了BMI容易增加以外，還會增加動脈硬化以及部分癌症的風險，對於油脂的攝取必須錙銖計較才行。

相信讀者這時不免會想，肥胖一定要做基因檢測嗎？如果真的是肥胖基因異常的話，是不是就註定會胖呢？

首先，倒不是每位肥胖的朋友都必須做基因檢測，如果你已嘗試各種減重法超過半年卻無效，或是經常復胖的話，我建議應該先檢測，以了解自己肥胖基因變異的情況，由於人的基因是不會改變的，因此一輩子只需檢測一次即可。找出自己的肥胖基因，更能找到適合自己的不復胖減重法。

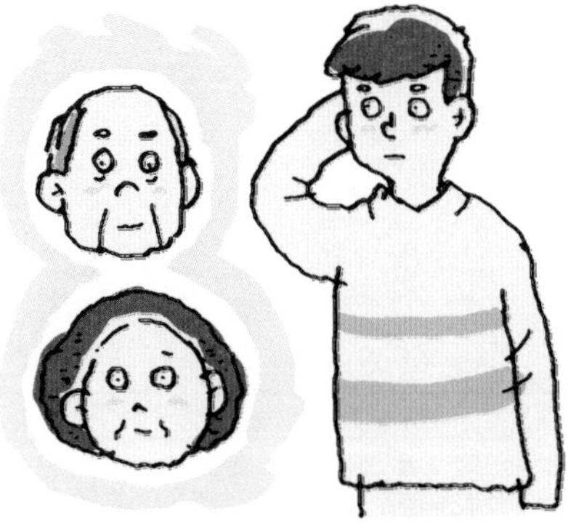

▲ 小心！久坐不動的生活習慣，會讓肥胖遺傳基因的影響力增加 50%

第二，如果你的肥胖真的和基因變異有關，就真的沒辦法減重了嗎？其實不然。只要經由功能醫學以及生活飲食習慣矯正，我認為絕對有辦法降低肥胖基因對人體的影響。哈佛大學公衛博士 Qibin Qi，在二〇一二年發表針對七千七百四十名女性與四千五百六十四名男性的試驗，結果顯示，受試者每天健走一小時，能減少肥胖遺傳基因約五〇%的影響力；但如果維持每天久坐不動的生活方式，例如回家就一直看電視的話，反而會讓肥胖遺傳基因的影響力增加五〇%。

因此，肥胖體質是可以經由生活習慣改變的，千萬別再為自己找藉口了，現在就起來動動吧！

運動量越多，減重就越容易成功？

大家都肯定運動對減肥的重要性，可是從我的臨床經驗來看，九○%的肥胖者都不愛運動，甚至覺得靠運動來減重，是難上加難。他們不愛運動的理由千奇百怪，例如：運動很累、很怕流汗、怕曬太陽、沒有場地、戶外空氣不好、膝蓋不好、工作太忙，甚至還有人直接對我說：「懶得動啦！」

運動對減重到底重不重要？從國外學者Hagan的研究當中，我們可以看出端倪。他的研究團隊將肥胖者分為單純運動組、單純飲食控制組和運動加飲食控制組，結果發現這三組的體重在十二週的減重試驗後，男性體重分別減輕○・三%、八・四%和一一・四%，女性為○・六%、五・五%和七・五%。這研究告訴我們，運動加飲食控制仍是減重王道，但是只靠運動卻不控制飲食，反而會讓你變得更胖喔！我有些同事會固定打高爾夫球或是網球，但因運動後食慾大好，反而吃得更多，再加上興致一來喝杯啤酒，

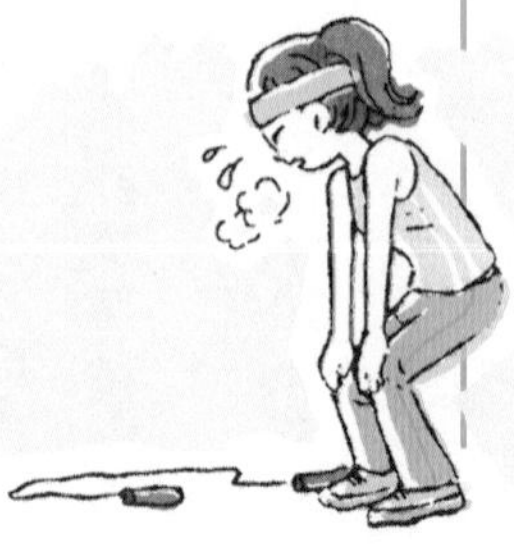

結果啤酒肚就更不易消除。另外，有些女性可能受荷爾蒙影響，減重成效會比男性來的差一些。

到底運動要怎麼動，才能真正幫助減重呢？首先，運動不是動得夠多就一定有效，談到減重運動，讀者必須先了解什麼是運動處方。

打造個人專屬的運動處方

所謂「運動處方」，就是在專業醫師和運動教練指導下，所給予的個人化運動組合，這個運動組合包含了運動強度、時間、頻率和運動類型，妥善的運動組合，可以幫助你確保並持續減重的成果。

運動處方分類中最常聽到的就是「有氧運動」。這是一種長時間持續性的運動，需要大量呼吸氧氣，來提供運動所需。有氧運動對於血液循環、新陳代謝都有很好的作用，常見的有氧運動如慢跑、騎腳踏車、游泳、韻律體操、爬山等。而「無氧運動」是指活動的時間較短、沒有持續性、瞬間氧需求較少，像是舉重、跳高、跳遠、棒球、籃球、跆拳、武術等等，都是沒有連續動作的運動，所以算是無氧運動。

雖然運動可以簡單分為有氧和無氧兩種，但許多活動其實是混合兩種型式的運動，以跑步來說，長時間的慢跑是有氧運動，而衝刺短跑則是無氧運動。

運動時心跳多少較適當？

有些人會認為，運動時增加運動強度效果會更好，結果造成心跳過速，不但增加心律不整的風險，還會產生慢性疲倦，反而無法持久運動。

依照美國運動醫學會的研究指出，一個人「最大心跳率」為「二二〇減實際年齡」，健康成人的「有效運動心率帶」為「最大心跳率的六〇％到八五％間」。以一個五十歲成人為例，最大心跳率為「二二〇減五〇等於一七〇」，而有效運動心率帶則在一百零二（一七〇乘六〇％）到一百三十六（一七〇乘八〇％）間。你可以購買能測量運動心律值的腕錶，來監測運動時的心跳率，或是在運動時自覺「有點喘但不會喘不過氣」、「可以講話但不能唱歌」的程度，大約就是心跳一百三十到一百五十下之間，也就是適當的運動心率。不過，如果有冠狀動脈疾病、肝腎疾病，則應該跟醫師討論，將「有效運動心率帶」下修十至二十左右。

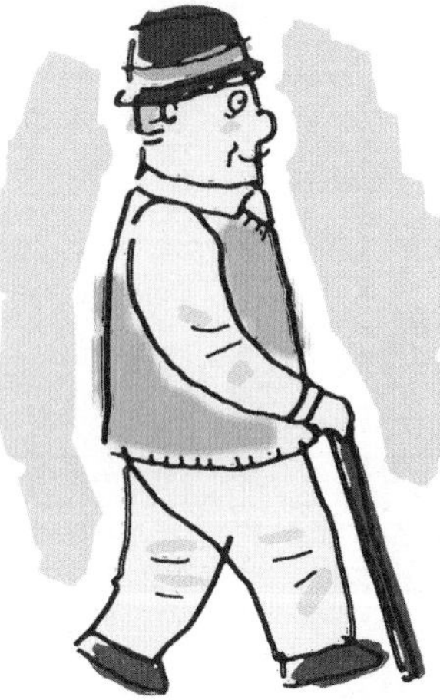

▲ 運動時，以「有點喘又不會太喘，能講話但不能唱歌」的程度為原則。

還有一點很重要，那就是如果只想靠飲食控制，卻不願意多動，減重效果也會打折扣喔！記得一名四十五歲，體重達一百零一公斤的保險專業經理人，因為頭昏、記憶力減退、高血壓、睡眠呼吸中止症、脂肪肝等問題來求診，結果我以一滴活血檢查發現，他的血液嚴重串聯黏稠，我告訴他，再不積極減重，五年內必會發生腦中風、腎衰竭、心臟病等重大疾病，甚至活不過十年。於是他嚇得趕緊進行功能醫學調養及減重運動，三個月內減了十二公斤。每日已養成快走一小時的他，一年後總共減重二十一公斤，而之前的頭昏、記憶力減退、高血壓、睡眠呼吸中止症、脂肪肝也都不藥而癒。

減重迷思3

睡眠越少，越能幫助身體燃燒脂肪？

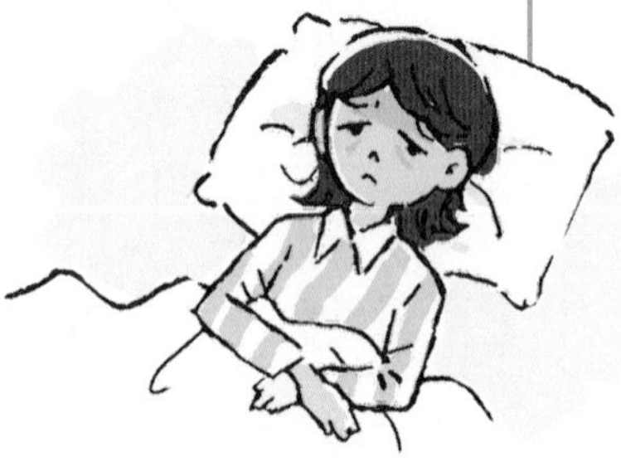

三十二歲的周先生，體重八十七公斤，BMI二十九，來門診諮詢減重時說他一天只睡四小時。我問他為何睡得這麼少？他的答案居然是：「聽說睡得少可以幫助燃燒脂肪，我為了減重，每天撐到凌晨兩點才睡。」聽他這麼說，我才知道國人的健康知識實在太糟糕了，完全不知道這樣會欠下「睡眠債」。

小心！睡眠不足會導致肥胖

根據二〇〇五年美國國家睡眠基金會統計，從一九九八年到二〇〇五年，美國人民平均睡眠時間減少了二六%，這和日漸增加的肥胖症有強烈相關。二〇一五年，美國學者於國際期刊《健康睡眠》雜誌發表一項研究指出，睡眠不足或是經常輪大小夜班者，

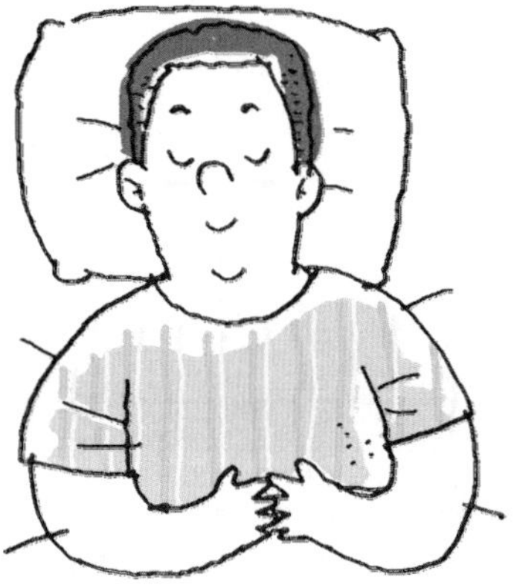

▲ 睡太多或太少都無助於減肥，建議睡眠時間最好介於 7～8.5 小時。

容易罹患二型糖尿病以及肥胖症。也有研究顯示，BMI指數介於二十至二十五之間的女性，晚上平均睡眠時間是七・七小時。

另外一份加拿大醫學期刊發表了睡眠小於四小時的患者，免疫力、肝解毒力都下降不說，還會影響七百多個基因的表現，甚至啟動肥胖基因開關，因此這些睡眠過少的人，比睡眠時間保持七至九小時的朋友，肥胖機率增加七三%。要知道，長期睡不好還會造成免疫系統自然殺手細胞活性下降三〇%以上，容易引發癌症。而小朋友睡不好，會影響生長激素的分泌，不但長不高，也會增加肥胖機會。換句話說，長期睡眠不足簡直是「慢性自殺」行為。

為什麼睡眠不足會導致體重增加呢？可能原因有以下幾點：

- **容易攝取較多卡路里：** 睡眠不夠的朋友，容易打開冰箱或是食物存放處，尋找食物以及點心，尤其是甜食和高油脂的食物，才能滿足潛在慾望。
- **身體基礎代謝率會下降：** 因此自動燃燒的卡路里會較少，肥胖就容易發生。
- **減少瘦體素（leptin）分泌，增加饑餓素（ghrelin）分泌：** 如此一來，吃東西時不容易感到飽足，容易吃得更多。
- **運動量及驅動力會下降：** 你想想看，當你睡都睡不飽的時候，還有力氣跑步打球嗎？

如果睡不夠會導致肥胖，那睡太多是不是能幫助減肥呢？很抱歉，睡太久也不好。目前有兩份流行病學研究顯示，每日如果睡不足五小時或超過十小時，死亡風險會上升；而二〇〇七年的一份芬蘭研究發現，如果睡眠超過八小時，死亡風險會增加二〇%左右；同年英國研究也發現，睡眠不滿五小時或超過八小時，風險也會增加。

那麼到底要睡多久呢？我建議一天睡眠時間最好介於七到八．五小時間，而午睡時間也儘量不要超過四十分鐘。根據二〇一四年英國劍橋大學一份調查十六萬人、歷時十三年的研究，結果發現，午睡時間越長，死亡機率就越高。

如何評估自己睡得夠不夠？

下表是「艾普沃斯嗜睡自我評量表」，讀者可以自己評估，並將分數加總起來，就可以知道是否得了嗜睡症！

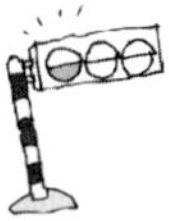

情況：請看打瞌睡頻率	從未（0分）	很少（1分）	一半以上（2分）	幾乎都會（3分）
❶ 坐著閱讀時				
❷ 看電視時				
❸ 在公眾場所安靜的坐著（例：戲院、會議）				
❹ 坐車連續超過 1 小時（不包括自己開車）				
❺ 在下午躺下休息時				
❻ 坐著與人交談時				
❼ 沒有喝酒的情況下在午餐後，安靜坐著時				
❽ 開車中遇到交通問題而停下數分鐘時				

測驗結果

10 分以下：正常
10 ～ 12 分：輕度嗜睡
13 ～ 17 分：中度嗜睡
18 ～ 24 分：重度嗜睡

※ 如果是 10 分以上，應該審視睡眠時間夠不夠，或是就醫檢查是不是有睡眠障礙或是睡眠呼吸中止症，尤其是阻塞型睡眠呼吸中止症與肥胖的關係，早已經醫界確定了。

減重迷思 4

排便順暢，減重成功機率就越高？

小甄是一名二十八歲的女生，外型亮麗，但身材肥胖，體重六十五公斤，BMI是二十九。她有一個相當嚴重的腸胃問題，就是便祕，平均四到五天才上一次廁所，陪她來的媽媽說：「她從小就因為長期便祕以及宿便，造成非常大的困擾。想請教劉醫師，有沒有什麼方法可以改善呢？」小甄也認為，她的肥胖一定跟便祕有關，如果能夠排便順暢，應該就可以減重了。

每天該做的「解大便」排毒動作，其實對某些人來說簡直是不可能的任務。根據美國統計，六〇%左右的人每天會解便一次，三〇%的人每天會解兩次甚至以上，一〇%的人則數天才解一次大便，但在台灣，便祕的比例應該更高。不過，是不是排便順了就可以減重呢？澳洲雪梨一名醫師Eslick在二〇一二年曾發表一篇統合研究，發現肥胖的人容易有的腸胃症狀，包括上腹悶痛、胃酸食道逆流、腹瀉等等，但是包括便祕、脹氣、

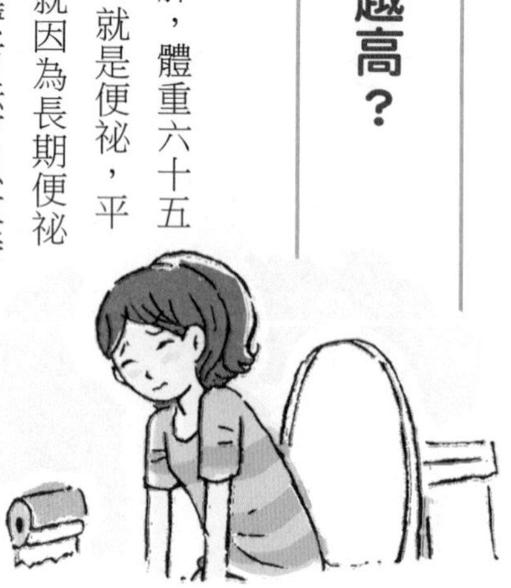

下腹痛、噁心等症狀，反而跟肥胖沒有關係，換句話說，肥胖與便祕基本上是沒有關係的，肥胖的人甚至比較容易腹瀉。

長期宿便對身體有嚴重影響

其實醫學教科書中並沒有針對「宿便」這名詞作定義，許多人宣稱宿便是「大腸黏膜累積一層厚厚黑黑的毒便物質」，可是內行人都知道，當腸胃科醫師執行大腸鏡檢查時，偶爾會發現腸憩室症卡住一些大便，或是清腸沒有清乾淨的糞便，但絕不會發現「大腸黏膜累積一層厚厚黑黑的毒便物質」。如果你的糞便二到三天以上沒有排出來，當然就會累積在大腸直腸末端了，此時你叫它宿便也可以。如果糞便累積三到七天，體重當然會增加，因此當你一次排便乾淨後，體重就能減輕二到三公斤，但是這也不叫減重，真正減重仍需飲食控制加上運動才行。

我在一滴活血檢查時發現，長期便祕的朋友幾乎都會出現血球嚴重偏酸、念珠菌存在血中、肝壓力線存在等現象，顯示這長期累積的便祕習慣，已經讓大腸裡面許多不好的壞菌以及毒素，順著腸黏膜經血液來到身體中，同時也會降低肝臟解毒力。要知道，便祕對人體所造成的影響非常大，從我行醫多年經驗來看，凡有便祕的小姐，其皮膚老化速度會特別快，尤其容易在臉部形成小斑點、肝斑，醫學上我們叫做脂褐質的形成。

二〇〇八年美國加州大學曾有醫師針對一千四百一十八名婦女進行乳汁及分泌物檢查，結果發現，每天大便一次的婦女，二十人中有一人乳房發育異常，而每週大便少於二次的人，四人中有一人乳房發育異常。這些發育異常的乳房細胞表現，為乳腺及乳導管上皮的不典型增生，而這些都是乳癌前期的病變。另外加拿大多倫多癌症研究中心的醫師發現，便祕的人糞便中存在一些突變物質，當這些致癌物經過腸道吸收，就會進入血液循環，尤其對敏感性的乳房、乳腺組織會產生影響，因此乳癌比率會明顯增加，也會提升大腸直腸癌比率。

解便祕應多喝水而不是喝飲料

我發現一個特殊現象，現在年輕人普遍不愛喝水，甚至好多個年輕小姐說喝白開水會吐，我想這應該是從小飲料喝太多，因此腦部包括邊緣系統以及舌頭味蕾已經習慣飲料的甜味。這真的不大妙，畢竟飲料、咖啡、茶葉不等於純水，甚至會因為利尿而造成脫水，讓大便乾硬，便祕更嚴重。一個人每日應喝的水量大約等於體重乘以三十左右，以體重五十公斤為例，每日至少應該喝一千五百毫升（五十乘三十）的白開水，如果有喝咖啡、茶飲等，就應該補充至少同體積的白開水才對。

減重迷思 5

壓力越大，越容易導致身體肥胖？

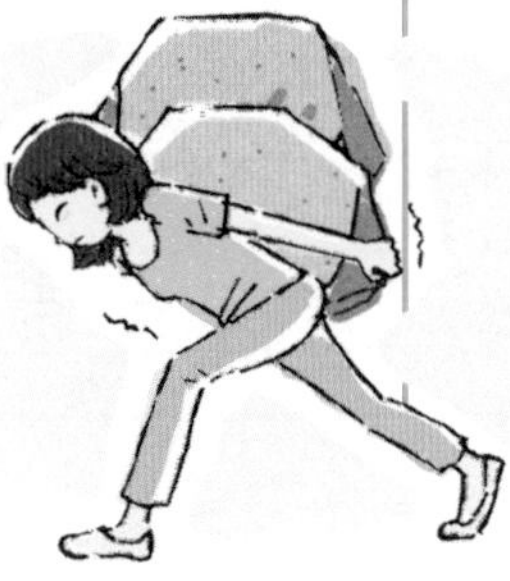

曾有一名麵包店店長因為肥胖問題來諮詢減重。當時台灣連續爆發食安風暴，她因為業績壓力相當大，加上經常要試吃，導致開業一年胖了十二公斤，她問我：「是不是因為壓力太大，才導致肥胖？」

說到壓力，就一定要談腎上腺這個腺體。腎上腺位於兩側腎臟的頂部，就像一頂帽子，蓋在腎臟上面。腎上腺分為外側的皮質部以及中心的髓質部，當壓力突然來臨，比如遇到搶劫，髓質部會立即分泌腎上腺素（epinephrine），此時心跳會加速、血壓上升，你的反應不是逃（fly），就是跟歹徒打（fight）。

過去曾發生過一個母親，為了救她被壓在冰箱下的小朋友，居然可以將冰箱搬起來。事情過後，再請她搬動冰箱時，她就無法做到了，這就是危急當時腎上腺素大量分泌所致。不同於緊急狀況，當你面臨的是長期壓力時，皮質部就會分泌可體松（cortisone，又叫做皮質醇）的壓力荷爾蒙來應付長期壓力。

你一定要知道的壓力荷爾蒙

壓力荷爾蒙可體松就跟醫師使用的類固醇一樣，因此長期壓力所引發的可體松持續分泌，就像長期服用類固醇的副作用，像是食慾變好、體重增加、水腫等等。可體松是人體維持正常作息相當重要的荷爾蒙，如果沒有這種可體松，人很快就會虛弱、疲勞，甚至死亡。但是長期大量持續分泌這種荷爾蒙，不但會導致肥胖，也會引發高血壓、胰島素阻抗增加、糖尿病發生。可體松還會抑制睪固酮，造成肌肉減少，最後體脂肪暴增，一發不可收拾。

通常開始出現壓力的一個月內，體脂率就會升高，此時如果能抒解，體脂肪很快就會下降，但如果壓力持續存在，可體松會促使身體攝取更多熱量，而腦內快樂荷爾蒙血清素也會因壓力而減少，這時為了抒解焦躁不安的情緒，你會想要攝取更多醣類，例如甜點、蛋糕、麵包、冰淇淋、米飯、麵條等等。慢慢的，這些糖分會轉化成脂肪，而且連肌肉組成也慢慢減少。壓力出現三個月後，抗壓力荷爾蒙去氫表雄固酮（DHEA）也開始下降，此時非但無法減輕食慾，甚至連宵夜都會越來越頻繁，於是就導致長期壓力性肥胖。

英國以及澳洲都有類似的研究證實，長期壓力確實與肥胖有關，而且更容易造成腹部內臟脂肪的累積。二〇一五年，一個以老鼠為模式的研究發現，懷孕母鼠如果處於高度壓力下，不但自己體重會增加，生下來的小鼠，也容易攝取高熱量食物而造成幼鼠肥胖。

我曾觀察到許多肥胖兒童，家庭背景要不經濟壓力大，要不父母親不快樂，甚至有暴力傾向，這些壓力是否會造成孩童血清可體松過高，以至於靠吃東西來解壓，終致肥胖的後果，確實值得我們深思。

單一食物減肥法，一定能減重？

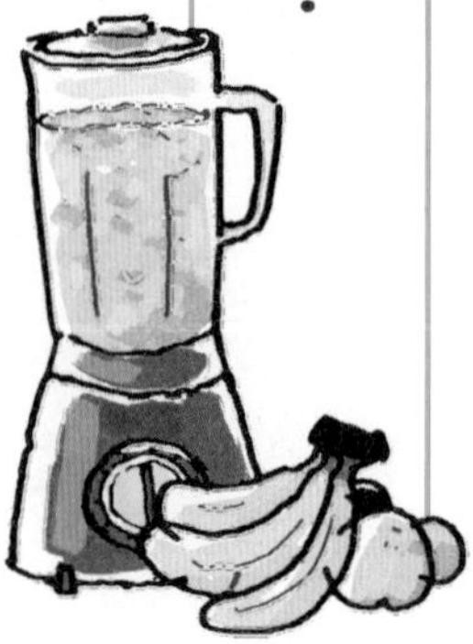

一名將近三十歲的妙齡女子，因為咽喉疼痛、胸悶、腹痛、黑便、頭發昏、記憶力下降、甚至走路容易跌倒，而來我的營養醫學門診諮詢。原來體質肥胖的她，因為受到老公言語刺激，開始以激烈的單一食物減肥法來減重。原先她每天只吃五到六顆蘋果，其他食物通通不吃。一顆蘋果以一百大卡來算，一天攝取不到七百大卡的熱量，讓原本體重五十九公斤的她，短短一週就暴瘦到五十五公斤，連她引以為傲的D罩杯胸部，也迅速縮到C罩杯。後來又聽說咖啡可以減肥，因此她一天又喝三杯黑咖啡，試了三天後，她的丈夫發現她精神臉色都極差，還以為她得了癌症。經過檢查，她不但嚴重貧血，還有消化道出血問題，簡直跟自己身體開玩笑，我站在醫師專業角度來看，這樣身體不提早壞掉才怪。

我幾乎每隔幾天就可以看到媒體版面介紹一些明星藝人的減重法，藝人為了讓自己在螢光幕前看來更瘦，多少都有節食或斷食的經驗。市面上也有許多書籍介紹單一食物減重法，我必須嚴正警告讀者，千萬不要輕易嘗試。因為人體需要的六大營養素，包括蛋白質、碳水化合物、脂肪、維生素、礦物質以及水，這些營養素必須均衡，沒有任何一種單一食物，可以提供全面平衡的營養素。

長期單一食物減重法的後遺症

不論是哪種單一食物減重法，可能產生的後遺症有：

- **免疫力下降：**低蛋白質減重法容易發生這種情況，尤其是水果減重法，很容易引發感冒、感染。
- **貧血：**食物中若缺乏維生素B_6、B_{12}、葉酸、鋅、鐵、銅、錳等礦物質，或是因為咖啡因、果酸刺激胃壁，造成出血，很容易引發貧血。
- **肝腎心功能受損：**尤其是採高肉蛋白質減重法，也就是俗稱的阿金氏減重法（Atkins diet）時，特別容易出現。因為攝取過多飽和脂肪以及蛋白質，血管容易硬化發炎，肝臟解毒功能受損，腎臟功能下降，心臟冠狀動脈容易阻塞。諷刺的是，提倡這種減重法的美國醫師阿金，死時體重一百一十三公斤，ＢＭＩ三十三，他的公司也在二〇〇五年宣告破產。

- **腦部功能認知受損**：只吃一種蔬果來減重者，因為脂肪酸的不足或是完全沒有攝入膽固醇食物，會出現腦細胞髓鞘退化、記憶力下降、注意力不集中、認知功能障礙、頭暈、不平衡等症狀，要特別小心。
- **基礎代謝率下降**：基礎代謝率下修的結果是，未來減重要花更多力氣來消耗食物卡路里，當然就更不容易減重了。
- **其他**：如肌肉萎縮、胸部乳腺組織凋萎、便祕、腹瀉、月經失調、甲狀腺功能異常、怕冷、掉髮、失眠、心悸、胸悶、憂鬱、不孕等，最重要的一點是——必然會復胖。

我碰過最誇張的減肥法是只吃洋芋片。那名高中生住宿，父母親也不清楚她在學校的情形。她聽同學說每天只要吃洋芋片，其他肉都不吃，體重會下降，結果一天吃四到五包洋芋片，兩週後不但體重沒下降，還弄得滿臉痘痘、嚴重便祕，加上嚴重掉頭髮，驚嚇之餘，才跟父母說。

我們都知道，用打火機就可輕易點燃洋芋片，而且兩包洋芋片（大約一百克重），裡頭就含有相當於三・五湯匙（三十五克）的油，吃四包洋芋片所累積的熱量，至少要花三十分鐘爬完兩百層樓，才能完全消耗。這麼高熱量的食物，如何靠它減肥呢?!

其他單一食物減肥法還有很多，如優酪乳、砂糖牛奶、黑咖啡、葡萄減肥法、番茄減肥法、麥片減肥法、溫開水減肥法、豆腐減肥法、香蕉減肥法等等。在這裡我要再次強調，採用單一食物減肥法都有相同缺點，那就是體重可能會暫時瘦下來，但減的通常不是脂肪，而是水分與肌肉組織，一旦回復正常飲食後，體重又會迅速回升。

減重迷思 7

只要吃素，就可以達到減重效果？

孫小姐在諮詢減重時很無奈的跟我說，她為了減重都改吃素一年多了，為什麼還是減不下來？

其實吃素好處太多了，我個人推薦吃素，也認為吃素的確可以幫助減重。二〇一〇年美國臨床營養期刊一篇統合性研究指出，長期吃

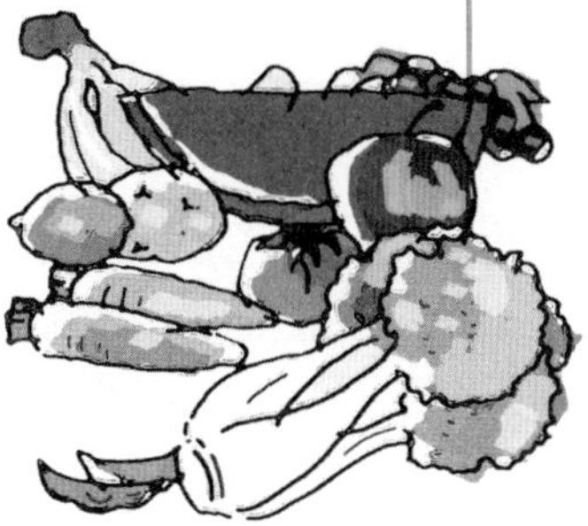

素的男性以及女性，比一般葷食的朋友，體重分別減少七・六公斤以及三・三公斤，吃素者BMI比吃葷食者平均少二kg/m^2，甚至吃素的小朋友也比較瘦。大多研究也指出，素食的人比吃肉者較少罹患癌症以及心血管疾病。

為何吃素好處那麼多？因為吃素的人會攝取較多的可溶性及不可溶性纖維，會增加糞便體積，促進腸胃蠕動，腸道好菌較多，因此會降低膽固醇以及毒素進入體內，讓大腸細胞不易癌變等等。

既然吃素可以幫助減肥，為什麼孫小姐還是沒辦法減重成功呢？不只孫小姐有這樣的困擾，記得二〇一〇年時，幾名出家吃素多年的師父來找我諮詢營養療法，其中兩位師父也笑說，為何吃素多年仍然發胖，甚至膽固醇過高，還必須吃降膽固醇藥物。二〇一五年韓國一篇針對六百一十五名吃素僧侶的調查發現，吃素僧侶的肝功能指數GOT、GPT、三酸甘油酯都比一般人高，甚至連脂肪肝都比較嚴重，怎麼會這樣？

我自己的父母親吃素二、三十年了，目前身體都非常健朗，我一位阿姨也同樣吃素，但她不但身體肥胖，還有嚴重的糖尿病。二〇〇七年，有一次機緣我幫母親和阿姨檢測一滴活血檢驗，結果發現，一樣吃素，但她們血液樣貌呈現極大不同。母親血球清亮，除了一些大球性貧血（維生素B_{12}稍缺乏）以外，其餘都非常正常，可是阿姨的放大血相呈現極度酸性，還看到許多氧化生鏽的脂質以及糖結晶分子，果然數年後，就被脂肪肝以及糖尿病深深困擾。

如何避開素食肥胖地雷

雖然吃素比較健康，但是吃素也隱藏著一些地雷，包括：

- **油過多：**一般素料，包括素雞、素鴨、油豆腐、豆皮、堅果類、蘇打餅乾、涼麵醬料等，本來就含高油，如果吃過量，會轉化成身體上的油，增加體重。
- **糖過多：**許多素食店的料理習慣加糖來調味，甚至優酪乳、優格等也添加許多糖。更可怕的是，許多人喜歡喝醋養生，可是醋很酸，所以會添加大量糖，一瓶六百毫升的醋，可能含超過二十顆方糖的量，這些都會轉化成三酸甘油酯，造成脂肪肝以及糖尿病體質。
- **鈉過多：**一般素料或是素食料理會添加許多鹽，也就是氯化鈉，鈉在體內會增加水分滯留，造成高血壓以及水腫。
- **脂肪酸不平衡：**素食者很容易攝取過多的 Ω6 多元不飽和脂肪酸，如果加上單元不飽和脂肪酸以及Ω3不飽和脂肪酸攝取過少，身體就很容易發炎，增加體內發炎激素IL-6，此時更容易肥胖、水腫、關節炎等。

- **高升糖指數（GI）的水果汁：**台灣水果已經很甜，如果再將它打成果汁，不但纖維沒了，還會轉換成高升糖指數食物，天天喝一定發胖。例如一杯現打柳橙汁，可能就有五至六顆柳橙，此時就有兩百五十大卡了，相當於三分之一個便當的熱量。

我母親的素食原則，是在家中自己料理，買的菜會以清水沖洗浸泡，在炒菜前，也會以熱水稍燙二十至三十秒，洗出殘存的農藥。炒菜的油會輪流更替，菜的種類多樣化，含蛋白質的豆類一定會上桌，絕不料理加工素食產品。反觀阿姨的素食，幾乎都是從素食餐廳買便當，不但高油又高鈉，又愛喝果汁冷飲，所以才會造就基因類似的姐妹，一樣吃素食，卻有截然不同的結果。

整體來說，素食者的確比大魚大肉的朋友來的健康些，不過吃素的朋友，也很容易缺乏以下營養素：

- **維生素B_{12}：** 長期素食，B_{12}會缺乏，造成貧血以及神經病變，應適量補充奶類、啤酒酵母、海藻或是乳製品，也可以每日補充含B_{12}的B群維生素。
- **蛋白質：** 豆類當中的甲硫胺酸不夠，穀類當中的離胺酸不夠，長期缺乏這些胺基酸，會造成免疫力下降，肌肉無力等。最好每日都同時攝取五穀類以及豆類，就可以避免這些問題了。
- **鐵：** 蔬菜鐵質不易吸收，長期缺鐵會導致缺鐵性貧血、虛弱、頭暈，建議可攝取豆腐、堅果類、南瓜籽、黑芝麻等，或是補充維生素C以促進鐵吸收。
- **維生素D：** 缺乏維生素D，不但容易骨質疏鬆，還與憂鬱症以及部分癌症有關，建議每日曬太陽二十分鐘，或每日直接補充活性維生素D_3一千至兩千國際單位。
- **鈣質：** 缺鈣會導致骨質疏鬆、肌肉無力、凝血異常，建議補充深綠色蔬菜、乳製品、豆漿豆腐，或直接補充含鎂的鈣片六百至一千毫克。
- **鋅：** 鋅不足容易過敏以及免疫力下降，可以補充五穀雜糧、豆漿、豆腐、杏仁果，也可以每日補充胺基酸螯合鋅二十毫克。

• **Ω3 脂肪酸：**Ω3 脂肪酸以魚油較多，素食者普遍不足，容易身體發炎，關節肌肉痠痛，腦力減退，可以補充冷壓亞麻仁籽油（內含ＡＬＡ）一天二十至三十毫升，或是直接補充海藻提煉的ＤＨＡ五百至一千毫克。

減重迷思 8

藥物減重，輕鬆方便效果又好？

多年前，我自己服務的醫院裡，有好幾名護理師不約而同找一名醫師開立減肥藥來幫助減重，因為我崇尚用自然營養醫學來調整體質，因此一名護理師偷偷拿處方箋給我看，希望聽聽我的建議。我看了處方後嚇了一跳，裡頭至少含有十種藥，我勸她不

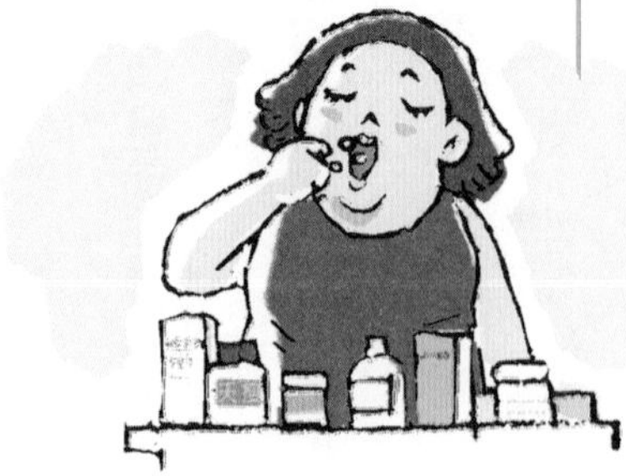

要服用這麼多藥，因為副作用太多了，她還說：「可是主任，我短短二週就減了三公斤呢！」結果三週後，她因為精神不濟、失眠、頭暈、肌肉無力，騎摩托車突然跌倒，結果下巴撕裂傷縫合十多針，破相不說，停止吃藥之後，一個月後復胖，而且體脂率增加更多，真是賠了夫人又折兵。

減肥藥不該隨意使用

減肥藥分為三種，第一是非法藥物，第二是合法減肥藥物，第三是不應用於減重的合法藥物。

非法藥物很多，包括安非他命（Amphetamine）、Phenmetrazine 等，甚至過去本來合法的諾美婷（Sibutramine），也因為全球有數十名死亡案例而下架，換句話說，現在的諾美婷已經是非法藥物了。這些非法藥物大多有嚴重的心臟及腦部中風潛在副作用，絕對不可以使用。

我國衛福部目前核准的減肥用藥只有羅氏纖（Orlistat，商品名是 Xenical）以及康孅伴（Alli），作用主要是協助排除膳食中的脂肪，可是會造成無法控制的油便，弄髒內褲，有時會讓你陷入相當尷尬的窘境。我還要提醒的是，這藥物基本上會讓脂溶性維生素A、D、E、K吸收困難，長期使用這類藥物，會造成骨質密度不足、眼睛乾澀、凝血功能受影響等後遺症，使用上仍需請教專業醫師。

至於原來使用在特殊適應症，而非使用在合法減重之藥物，其副作用為暫時減輕體重，因此利用其副作用，來給減重患者使用。包括以下藥物：

- **支氣管擴張藥物**：包括沙布坦（sabutal）、茶鹼（theophylline）、鹽酸麻黃片（ephedrinum）、醫嗽寧錠（asmellin）等等，這些藥物會抑制食慾、心跳加速、血壓上升、失眠，長久使用會記憶力減退、疲勞，甚至造成心臟及腦部中風危險。
- **苯丙醇胺（Phenylpropanolamine, PPA）**：結構類似安非他命，會造成鼻黏膜收縮，可緩解鼻塞，在感冒糖漿或是膠囊裡常見。美國耶魯大學的研究證實，PPA使用在減肥方面，即使正常使用劑量下，也會讓女性腦中風機率增加十六•五八倍，初次使用的女性，其危險性即高達三•一三倍，美國食品藥品管理局（FDA）因而禁止PPA的販售。
- **抗憂鬱劑**：最有名的莫過於百憂解（fluoxetine），這類抗憂鬱藥物短期使用的確會抑制食慾，但是副作用很多，包括噁心、嗜眠、焦慮、顫抖、噁心、消化不良、腸胃不適、血管擴張、口乾、出汗、出疹、視覺模糊、性慾減退和異常射精等等，而且一旦停藥，可能會罹患憂鬱症。

- **利尿劑：**包括恆克利片（hydrochlorothiazide）、來適泄錠（furosemide）等。利尿劑會造成脫水以及電解質不平衡，除非是水腫短期使用，否則長期使用可能會造成腎功能障礙以及心率不整。
- **緩瀉劑：**包括番瀉葉或是氧化鎂（MgO）等等。利用腹瀉副作用排水，減輕的不是脂肪，而且跟利尿劑一樣會造成脫水，長久使用一旦停藥，將造成反彈性便祕。
- **鎮靜藥物：**如 diazepam 或妥泰膜衣錠（topiramate），都會造成嗜睡、頭昏。
- **甲狀腺素（thyroxin）：**除非你的甲狀腺功能低下，否則沒事使用，會造成類似甲狀腺功能亢進症狀，如心悸、手抖、突眼等不良後遺症。
- **美弗明（metformin）：**美弗明是糖尿病的第一線用藥，但年紀大、肝腎功能欠佳、使用利尿劑導致脫水時，有極少數機率會造成乳酸中毒而導致死亡。

看到這裡，聰明的讀者應該了解減重藥物造成的風險了，尤其要服用或飲用來源不明的減肥茶或是膠囊時，請先確定成分。千萬記得，天下沒有只靠幾粒藥物，就能輕鬆無害減重這件事。

任意節食，小心一身都是病？

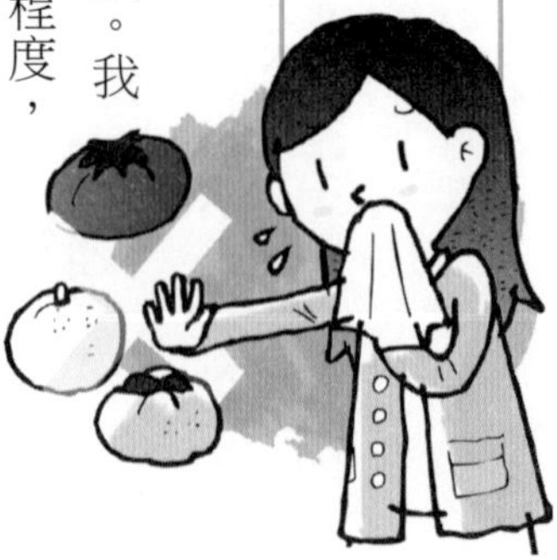

只要是肥胖想減重的朋友，一定或多或少出現過節食的念頭。我在門診就碰過一名小姐想減重，動不動就節食，甚至到了斷食的程度，有時連續三天只喝白開水，搭配少得可憐的水果，不但憂鬱纏身，上班注意力差而被老闆開除，最後還得到嚴重口臭被男朋友嫌。半年後，頭髮一梳便大量掉到地上，嚇得她立刻求診。醫師診斷是鬼剃頭，因為不當減重、營養失調、壓力遽增，以致免疫失衡，甲狀腺功能低下，大量自體抗體攻擊頭髮毛囊細胞。她的媽媽噙著淚水帶她四處求醫，後來經過我的營養調理，三個月後，頭髮長出來了，她才說再也不敢隨便節食了。

節食，顧名思義就是用減少食物卡路里的攝取，來達到減重目的。但隨意長期節食，會造成營養失衡，而只想經由節食而不運動來減重，還會造成溜溜球效應，以及基礎代謝率下降。什麼叫做溜溜球效應（Yo-Yo effect）呢？我們都看過溜溜球，玩起來一上一下很有意思，而溜溜球效應，就是指體重上上下下，像溜溜球一樣。因為不正確的減重，會造成脫水及肌肉組織消耗，脂肪組織代謝變慢，一旦開始復胖，在基礎代謝率下降的情況下，體脂肪組織持續上升，當然會越減越胖。

了解你的基礎代謝率

想要減重，你一定要了解基礎代謝率的重要性。基礎代謝率（BMR）是指我們在安靜狀態下（通常為靜臥狀態）消耗的最低熱量，是維持心跳、血壓、呼吸、自主神經、內分泌功能的基本能量。三十歲以後，隨著年齡增加，基礎代謝率每年會減少一至二%，所以有人感嘆：「上了年紀，連喝水都會胖。」想知道自己的基礎代謝率嗎？現在計算基礎代謝率的公式很多，基本上以哈理斯——班狄克公式（**Harris-Benedict Equation**）為主（見下頁範例）。讀者如果覺得這個公式太複雜，還有一個簡略算法，就是體重乘以三十，不過這算法會跟標準算法有些差距，但不失其方便性。

如果這位女士胡亂節食挨餓，甚至亂吃減肥藥，身體會認為她的細胞不需要那麼多熱量，而自動減少基礎代謝率，結果就是基礎代謝率下降，她以後就必須花更多力氣消耗食物攝取所帶來的熱量，否則復胖會更快。

算一下你的基礎代謝率是多少！

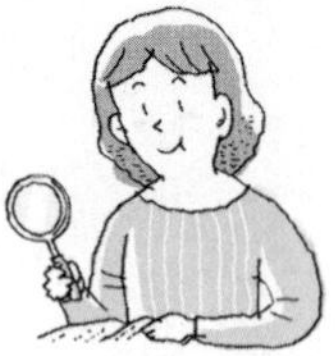

男性

BMR = 66 +（13.7 × 體重 kg）+（5 × 身高 cm）—（6.8 × 年齡）

女性

BMR = 655 +（9.6 × 體重 kg）+（1.8 × 身高 cm）—（4.7 × 年齡）

例如

一名 30 歲女士，身高 160 公分，體重 60 公斤
她的 BMR
=655 +（9.6×60kg）+（1.8×160cm）—（4.7×30）
=655 + 576 + 288—141 = 1378 大卡

聰明提升你的基礎代謝率

想要提升基礎代謝率，不妨試試以下幾個方法吧！

- **多吃辛辣食物：**包括辣椒、薑片、大蒜、胡椒、咖哩、芥末等，都可以促進血管擴張，出汗，增加基礎代謝率。不過要小心許多辣椒醬、胡椒鹽等辛辣料理醬粉，會加上許多鹽、糖在裡頭，反而成為減重地雷。
- **喝咖啡或茶：**茶及咖啡都含有咖啡因，可以利尿及增加基礎代謝率。不過喝這些含咖啡因的茶飲，需補充同樣水分，而且不要加糖。最好是一天一到兩杯黑咖啡或是綠茶即可，有胃酸逆流以及失眠的朋友，則請避免飲用。

- **運動：**每日規律輕度至中度運動，會增加細胞胰島素敏感性，降低血糖，增加脂肪酸代謝，心跳速率增加，提升基礎代謝率。
- **每餐都有蛋白質：**消化食物也需要能量，其中肉類蛋白質會耗用較多的能量來代謝，並形成肌肉組織，不過要注意以白肉（深海魚及去皮家禽肉）蛋白質或是豆類蛋白質為主，紅肉含較多飽和脂肪，大量攝取壞處多於好處。
- **多喝水：**不要懷疑，現代人五〇%喝水不足，喝水會增加血液容積，促進腎臟排毒，不但對身體好，還會增加新陳代謝速率，提升基礎代謝率。我之前說過，一天喝水量（毫升）至少是體重乘以三十，但也不能長期喝水超過五千毫升，否則會造成水中毒。
- **泡溫熱水澡或是三溫暖：**泡澡會促進排汗，讓心跳加速，增加基礎代謝率。不過泡澡時水面儘量不要超過心臟高度，也不要超過二十鐘，因為研究發現，泡熱水過久會造成自由基過量，反而對心血管有害。
- **功能醫學營養處方：**一些營養素如B群維生素，或是可從細胞內做訊息調節的特殊植化素（phytochemicals），簡稱選擇性激酶反應調節因子（Selective Kinase Response Modulator, SKRMs），以及礦物質碘、硒、錳、銅、鋅等，都可以健康地增加基礎代謝率，我會在以下章節一一介紹。

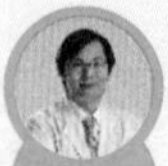

與減重相關的身體指數

除了了解基礎代謝率外，想要減重的你，一定也要清楚自己的理想體重，以及身體質量指數（Body Mass Index, BMI）、體脂肪率及腰圍。以下是這些數值的計算方式及標準值，提供給你參考。

・標準體重

男性是（身高－80）× 0.7 公斤（±10%）
女性是（身高－70）× 0.6 公斤（±10%）

・身體質量指數（BMI）：

BMI（kg／㎡）＝體重／身高平方，體重以公斤來算，身高以公尺來算

・腰圍：

根據台灣衛福部健康署推廣的標準，男性腰圍不要超過 90 公分，女性腰圍不要超過 80 公分。

・體脂率：

男性
＜ 30 歲，應為 14 ～ 20%
＞ 30 歲，應為 17 ～ 23%

女性
＜ 30 歲，應為 17 ～ 24%
＞ 30 歲，應為 20 ～ 27%

衛生福利部健康署將體位標準列表如下：

成人肥胖定義	身體質量指數（BMI）（kg／㎡）	腰圍（cm）
體重過輕	BMI ＜ 18.5	
健康體位	18.5 ≦ BMI ＜ 24	
體位異常	過　　重：24 ≦ BMI ＜ 27 輕度肥胖：27 ≦ BMI ＜ 30 中度肥胖：30 ≦ BMI ＜ 35 重度肥胖：BMI ≧ 35	男性≧ 90 女性≧ 80

減重非難事

Part 3

用營養醫學打造 7大減重金鑰

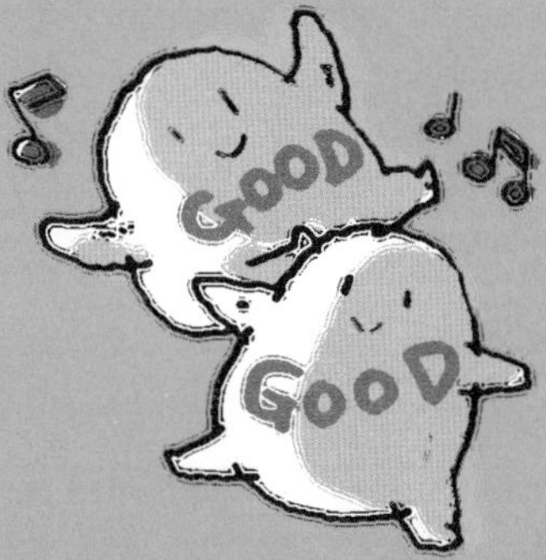

你是不是總是在減重卻又經常復胖？坊間減重方法百百種，輕易聽信謠言，或是亂服成藥，反而會讓體重產生溜溜球效應，越減越胖又傷害身體。要知道，肥胖其實是身體「有問題了」的警訊，想徹底減重，就要找出真正肥胖的原因。本章節將提供功能營養醫學最新發現，針對 7 大肥胖病因提供解決金鑰，幫你徹底擺脫肥胖困擾，找回健康人生。

案例

你是否也有同樣困擾

三十五歲的蔡小姐育有兩個小孩，雖然年輕時她的體重多維持在五十五公斤左右，但是結婚生孩子後，體重就攀升到六十八公斤。每天，為了照料孩子而煩惱，不知不覺養成了天天喝兩杯加糖拿鐵咖啡來提神，每隔二到三天，就會買甜食蛋糕或是炸雞來「犒賞」自己的習慣。而且，晚上經常都要東摸西摸到凌晨一點多才睡，也沒時間運動。

近來她因為二側髖關節疼痛，且脖子一直有痠麻感，即使復健效果也有限。加上肝功能指數ＧＰＴ長期上升在一百五十左右，腹部有時還會絞痛，做腹部超音波檢查後發現有嚴重脂肪肝，乳房也有一顆良性纖維腺瘤，另外還有嚴重口臭問題，讓她自尊心大受影響。

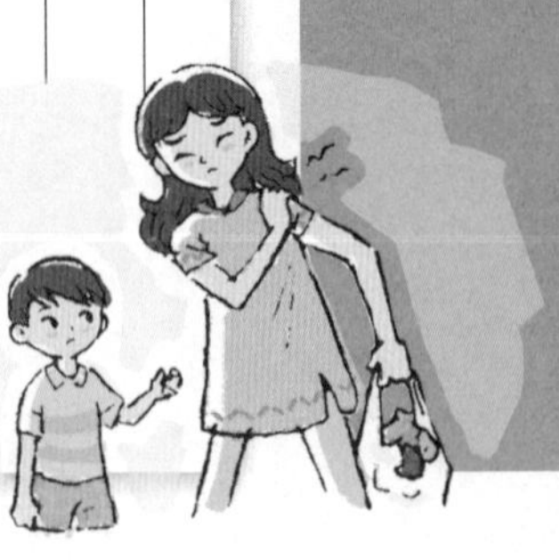

最後經朋友介紹，她來到我的診間。在做了基礎生化檢查，加上功能醫學檢測後發現，蔡小姐的發炎蛋白 hs-CRP 上升，紅血球的脂肪酸呈現 Ω3 比例過低，反式脂肪酸比例偏高情形，證明她的身體正處在發炎狀態。

提到發炎，想必很多讀者都不會感到陌生。二〇〇四年二月號《時代》雜誌（TIME）把「發炎」稱為「神祕殺手」（Secret killer），可見它對現代人健康的危害有多大。發炎原本是身體面對感染、異物侵入時，所展現出的紅、腫、熱、痛反應，會有這樣的反應，是因為身體裡的白血球，不論是巨噬細胞、B淋巴球、T淋巴球還是中性白血球，在面對影響身體健康的因素時，會藉由「發炎反應」來掃除入侵物，就像是直接放把火，把細菌、病毒給燒光一樣。因此，發炎嚴格說來是件好事，只不過，如果是長期慢性發炎的話，那可就麻煩了。

慢性發炎，就如同全身都在放火，會造成器官、組織逐漸失去功能，導致各種嚴重疾病，像是肝炎、肺炎、神經炎、腎臟炎、自體免疫疾病、關節炎、糖尿病、阿茲海默症、心血管疾病和癌症等，這些疾病嚴格說來，都和慢性發炎有密不可分的關係。

發炎和肥胖有什麼關係呢?當然有。同樣以身體著火來舉例，脂肪組織就像是專搞破壞的「慢性縱火犯」，因為脂肪細胞會持續製造及分泌促進發炎的脂肪激素，包括IL-6、IL-8、TNF-α，這些原本是白血球才會分泌的發炎激素，居然脂肪細胞也會分泌。麻煩的是，發炎會造成胰島素阻抗增加，一旦胰島素阻抗增加，血糖就無法順利進入細胞內，導致胰臟要分泌更多胰島素來降血糖。而過多胰島素也會促進發炎，發炎又導致肥胖，這時脂肪組織當然又增加了。所以，肥胖——糖尿病——發炎，就是致病鐵三角，想要健康、想要減重，就一定要滅火、消炎。以下，我們就來認識一下，會促進發炎的食物以及生活習慣有哪些！

揪出生活中的發炎食物及生活習慣

❶ 發炎性食物：這些東西吃多了會發胖

- **糖**：任何添加糖的飲料、可樂、蛋糕、甜點、糖果等，都會促進發炎，尤其是白糖，可以說是發炎「啓動器」。
- **精緻碳水化合物**：碳水化合物原本是三大營養素之一，可是精緻的碳水化合物，包括白麵粉、白麵條、白土司、甚至白米飯，都是高升糖指數的精緻碳水化合物，吃多了也會促進發炎。

- **過多的 Ω6 加工植物油：**一旦經由食物攝取過多的 Ω6 脂肪酸，容易導致身體發炎，像一般的植物油（如：葵花油、沙拉油、葡萄籽油），就含有較多的 Ω6 脂肪酸。
- **油炸類食物：**高溫油炸類食物，吸附的油脂不但超多，而且這些炸油經過高溫處理後，極不穩定，容易酸敗，更會造成身體發炎、發胖。
- **反式脂肪食物：**反式脂肪，被我稱為「反噬健康」的脂肪，這種氫化油可以說是惡名昭彰，易造成動脈硬化，增加心血管疾病風險。
- **高溫燒烤食物：**肉類等食物經過高溫燒烤後，會產生多環芳香烴（PAH）、異環胺（HCA）、丙烯醯胺（AA），以及終端糖化產物（AGEs）等致癌又促老的物質，不但易導致身體嚴重發炎上火，也是造成肥胖的主要因素。
- **過敏以及慢性不耐食物：**導致身體過敏以及慢性過敏不耐的食物，會造成腸漏症，導致身體慢性發炎、水腫，發炎激素 IL-6 上升。
- **酒精：**酒精熱量高，每克可產生七大卡，喝多了，肝臟容易發炎，也會形成脂肪肝，導致腹部肥胖不容易消除。

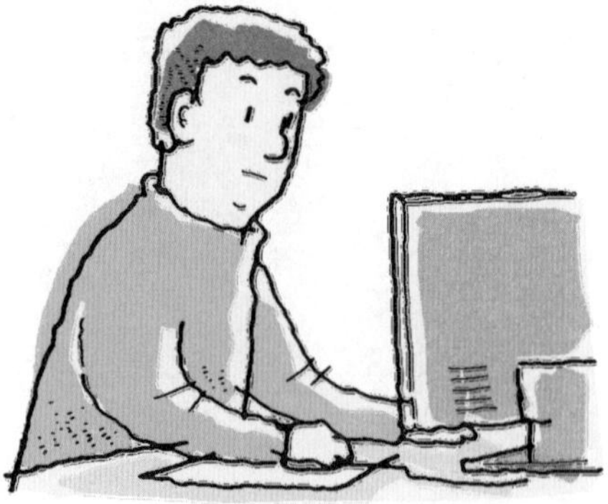

▲ 電腦族很容易因為久坐不動而堆積脂肪。

❷ 發炎性生活習慣：這些習慣不改會發胖

- **熬夜**：長期熬夜會增加胃的饑餓素以及腎上腺素分泌，降低脂肪的瘦素以及腦部血清素分泌，因而增加身體發炎激素，導致肥胖。
- **久坐**：久坐不動的電腦族或是電視沙發族，因身體減少消耗熱量，血管易發炎，全身容易堆積脂肪。
- **吸菸**：吸菸會讓身體產生太多自由基以及發炎物質，不但影響自己，甚至還會讓下一代也跟著發胖。二〇一五年，加拿大蒙特婁大學醫學研究中心研究發現，父母如果在小孩幼兒時期抽菸，小孩十歲大的時候，腰圍就會比較粗，最多會比同儕增加五分之三英吋（約一・五公分），身體質量指數（BMI）也會較高。

你的身體發炎了嗎？ 1 分鐘馬上揭曉！

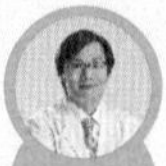

想知道身體有沒有發炎，下表是簡單的自我評斷表，你可以依照自己的身體狀況勾選，如果有 3 個以上症狀，就可以確定身體已經發炎了，如果超過 5 項，建議應該請教醫師，改善發炎體質。

症狀或疾病或不良習慣	有	無
各種關節痛		
肌肉痠痛		
偏頭痛		
下背痛		
經常性腹絞痛		
經常性腹瀉		
肥胖，BMI ＞ 24		
異位性皮膚炎		
氣喘		
經常感冒		
鼻過敏或是鼻竇炎		
工作環境接觸化工原料、有機溶劑、粉塵、油煙、二手菸		
嚴重打呼或是中重度睡眠呼吸中止症		
糖尿病		
肝炎		
腎臟炎		
心臟病		
慢性疲勞		
長期熬夜		
吸菸		
喝酒（1 週 > 3 次）		
胃酸食道逆流		
不明原因全身性水腫		
陰道白帶		
慢性泌尿系統感染		
久坐或是很少運動（1 週 < 3 次）		

從檢驗數據判斷發炎指標

想要更精準的確認身體是否發炎，一般來說得抽血檢查，醫師會從檢查的數據中判斷患者身體的發炎指數。以下是經常被用來參考的幾個數據：

- **白血球：**正常值四千五百至一萬／cumm，超過一萬表示可能有感染、發炎或是腫瘤，如果是過低，可能是免疫力下降、或正在進行化放療中。
- **高敏感度C反應蛋白（hs-CRP）：**這是由肝臟製造的蛋白，只要身體有感染、發炎，它就會上升，是評估發炎的重要指標。當hs-CRP小於一mg／L時算正常，介於一和三mg／L之間，表示有輕微發炎，當hs-CRP大於三mg／L時，就代表身體有嚴重發炎現象了。
- **紅血球沈澱速率（ESR）：**也是評估發炎的指標，正常值介於零至十五mm／h，大於十五就表示發炎了。
- **紅血球脂肪酸比例：**檢查紅血球膜上的脂肪酸比例，是功能醫學評估發炎狀態的重要指標。Ω3脂肪酸代表抗發炎，Ω6脂肪酸代表發炎，紅血球Ω3指標（index）如果小於三，罹患心血管疾病風險就顯著升高，大於七的話，代表身體抗發炎力就比較優。另外紅血球膜Ω6／Ω3的比值也具有參考值，最好在三•四到一〇•七％間，大多數人都大於一一％以上，也代表現代人都有發炎體質。

• **六型介白素（IL-6），甲型腫瘤壞死因子（TNF-α）：**這也是發炎激素，越多越不好，不過通常只有研究時實驗室才會驗。一般說來，IL-6正常值介於〇•三七三至〇•四六三ng／L，TNF-α正常值介於五至一百ng／L。

幫助降低發炎的金鑰食物及營養補充品

有肥胖困擾的人，如果想降低身體發炎，達到減重效果，建議可以先從抗發炎食物下手，至於功能性營養食品的補充，則可以請教功能醫學專家，搭配食物雙管齊下。

❶ 抗發炎金鑰食物

• **各式蔬菜：**其實各式蔬菜都具有纖維以及各種植化素（phytochemicals），本身就是很好的抗發炎食物，但要注意烹調宜避免高溫和油炸。

• **水果：**基本上水果也含有植化素和纖維，也是抗發炎食物，不過高糖分水果及果汁反而會造成肥胖，宜謹慎選擇。

- **富含Ω3多元不飽和脂肪酸的食物**：包括深海魚、亞麻仁籽、海藻、堅果。不過大型深海魚因含重金屬機率高，不宜過度攝食。
- **橄欖油、苦茶油或是茶籽油**：因為含有較多的單元不飽和脂肪酸（如油酸），也具有抗發炎的效果。
- **綠茶**：綠茶的茶多酚有抗氧化及抗發炎的效果，龍井或是烏龍茶次之，紅茶已過度發酵，抗發炎效果弱。
- **辛香料**：如咖哩的薑黃、薑、紅辣椒、大蒜、洋蔥、迷迭香等，都有抗發炎效果。

❷ 抗發炎功能性營養補充品

- **Ω3脂肪酸**：魚油中的EPA、DHA以及亞麻仁籽油中的ALA都屬於Ω3脂肪酸，但是EPA及DHA抗發炎的效果比ALA更好。不要懷疑！減重的朋友攝取魚油，減重效果會更好。
- **薑黃素（curcumin）**：抗發炎效果相當強，對於肥胖朋友的全身性發炎，有消炎作用。

- **Gamma 次亞麻油酸（GLA）：** GLA是Ω6油中唯一抗發炎的脂肪酸，包括琉璃苣油、月見草油、黑醋栗種子油，都含有GLA。
- **抗氧化劑：** 包括維生素C、植化素、輔酵素Q_{10}等，都具有抗發炎效果。
- **維生素D_3：** 研究發現，維生素D_3可透過細胞核內接受體降低發炎訊息NF-κB的表現，達到抗發炎效果。
- **特殊植化素啤酒花萃取物（RIAA）以及洋槐萃取物（Acacia nilotica）：** 這些物質是選擇性激酶反應調節因子（Selective Kinase Response Modulators, SKRMs），可以從細胞內調控訊息，增加胰島素敏感性，具有抗發炎效果。

實證

抗發炎成功減重實證

經過攝取抗發炎食物以及功能性營養食品調理三個月後，蔡小姐體重從六十八公斤降到六十一公斤，走路輕鬆多了。此外，她也減少熬夜，晚上儘量十二點前入睡，重點是hs-CRP從四・五降到二・二mg／L，GPT也從一百五十降到四十七，Ω3比例從二・三%上升到四・九%。由此可知，減重從抗發炎做起，就是成功第一步。

減重金鑰2
管好你的內分泌及荷爾蒙

案例 你是否也有同樣困擾

一位五十歲左右的金女士，因為肥胖問題來我的診間諮詢。經常外食的她，身高才一百五十六公分，但體重已經七十二公斤，四十七歲後還有更年期問題要面對，不但經常流汗怕熱不說，還有嚴重的睡眠障礙，無論睡多久，仍覺得疲倦，情緒也經常處在低潮中，大大影響生活品質。雖然她週六會去爬山，週日偶爾會去健身房做有氧運動，但經由抽血檢測發現，金女士的膽固醇以及三酸甘油酯偏高，婦產科醫師檢測她的女性荷爾蒙過低，建議她補充雌激素，但因為有乳房囊腫，加上親阿姨有乳癌病史，所以她不敢隨意補充。

比較麻煩的是，她曾經去減肥診所吃減肥藥，初期效果還不錯，後來歷經五次復胖，導致她體脂率高達四〇%。因此，我建議她做荷爾蒙功能醫學檢測，包括完整荷

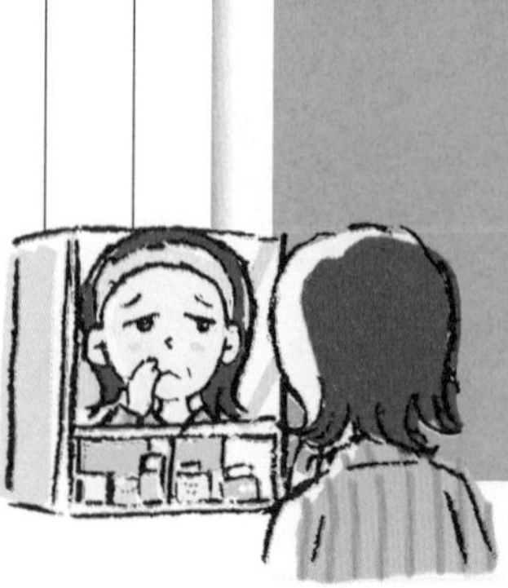

爾蒙分析、甲狀腺功能分析、維生素D分析、脂肪酸比例分析、雌激素代謝分析、以及環境荷爾蒙分析，結果發現她除了甲狀腺功能還OK以外，不但雌激素過低，維生素D更低到只有十ng／ml，而脂肪酸Ω6／Ω3卻高達一五%，容易致癌的雌激素代謝物16α-羥雌酮（16α-OHE1）和4-羥雌酮（4-OHE1）也偏高，更糟糕的是，身體內塑化劑雙酚A（BPA）和壬基苯酚（NP）也超標，在在顯示她已經是癌症候選人了。

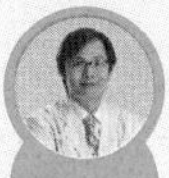

劉醫師小講堂

常見荷爾蒙數據分析

如果你懷疑自己也進入更年期的話，不妨請醫師幫你檢測以下荷爾蒙數據：

・**雌激素**：也就是雌二醇（estradiol, E2）或是動情激素，一般會隨著月經週期變化、懷孕而有所不同，原則上停經前是四十（pg／ml）以上，停經後會降到三十以下。男性為十五至六十。

・**濾泡刺激素**（FSH）：一般會隨著月經週期變化、懷孕而有所不同，原則上正常值女性為三十（IU／L）以下，停經後會大於四十以上，男性為十以下。

・**黃體形成激素**（LH）：正常值女性為五至二十五（IU／L），男性為一・八至七・六。

比較特別的是，現在許多肥胖男性都有雌激素過高傾向，腹部脂肪增加以及不運動，都會使肥胖男生更為女性化，且陰莖比較短小，精子數目及活動力下降，不孕症比例增加，這都是值得特別注意的。

如果你懷疑自己甲狀腺功能異常時，尤其功能低下會造成全身無力、倦怠、水腫型肥胖等症狀，這時應檢測以下數值：

・**游離四碘甲狀腺素**（free T4）：正常值為〇・九至一・八ng／dl。

・**游離三碘甲狀腺素**（free T3）：正常值為二・四至四・三pg／ml。

・**甲狀腺刺激激素**（TSH）：正常值為〇・四至四・〇μIU／ml。

・**抗甲狀腺過氧化酶抗體**（anti-TPO Ab）：又稱為抗微粒抗體，一般小於三十四IU／ml，如果過高，可能是自體免疫甲狀腺炎，最終會造成甲狀腺功能低下。

抗雌激素代謝物對女性影響大

雌激素經過肝臟代謝之後，會產生雌激素代謝物，雖然一般臨床醫師並不大注意這項指標，但我認為它有重要的參考價值。而且功能醫學醫師也會建議肥胖女性患者檢測雌激素代謝物，因為好的雌激素代謝物對身體不會有影響，但是壞的代謝物與乳房、卵巢、子宮內膜腫瘤有關，且會造成身體水腫及肥胖，不得不重視。

- **健康型雌激素代謝物：**以2-羥雌酮（2-OHE1）為主，比例應在六〇%以上。
- **風險型雌激素代謝物：**以16α-羥雌酮（16α-OHE1）和4-羥雌酮（4-OHE1）為主，比例應在四〇%以下。

許多女性身體裡的風險型雌激素過多，主要是因為肝臟解毒基因有問題，無法提供有效的酵素來轉換風險型雌激素，所以如果你是風險型雌激素過高的朋友，在經過功能營養醫學調理後仍然無法獲得改善，可能就要進一步檢測肝臟解毒基因了。而與雌激素代謝有關的肝臟解毒基因，須檢測肝臟第一階段解毒基因（CYP1A1、CYP3A4、CYP1B1），及肝臟第二階段解毒基因COMT。

到底什麼是肝臟解毒基因呢？對很多人來說，這是相當陌生的名詞。我舉個例子說明，相信讀者就會了解。以喝酒會臉紅來舉例，有人可能覺得喝酒會臉紅代表肝功能較好，其實是誤解。酒精進入人體後，會先經過乙醇去氫酶代謝成乙醛，再透過乙醛去氫酶（ALDH2）代謝為乙酸，由於乙醛被列為一級致癌物，若無乙醛去氫酶協助代謝，乙醛就會長期累積於人體，提高癌症發生率。

根據二〇一五年美國史丹福大學醫學院研究員陳哲宏表示，近半台灣人體內基因都缺乏乙醛去氫酶，占全球比例最高，以致無法代謝純酒精（乙醇）。換句話說，缺乏乙醛去氫酶的人，若每天喝兩杯紅酒，那麼罹患頭頸癌和食道癌的比率會比正常人高五十倍之多！看到這，你應該知道肝臟解毒基因的完整對於人體健康的重要性了。

另外研究發現，維生素D的缺乏，不僅與骨質疏鬆有關，也跟癌症、肥胖、憂鬱症等疾病有關。維生素D不足會降低胰臟 beta 細胞胰島素的分泌，以及增加胰島素阻抗，導致二型糖尿病和肥胖。二〇一五年著名的婦產科雜誌（Obs Rev）發表了一項統合研究，三五％肥胖的人以及二四％過重的人體內維生素D過低，而我自己的臨床觀察也發現，台灣婦女因為特別注重防曬，所以超過五〇％肥胖的婦女都有維生素D過低的問題。建議你可以請教醫師檢驗維生素D（25-羥維生素D）：

- 如果是小於三十 ng／ml，表示缺乏。

●如果數值在三十至一百ng／ml代表充足。

●如果大於一百ng／ml，則是過高。

不要忽視環境荷爾蒙的傷害力

環境荷爾蒙是大家熟知的荷爾蒙干擾物質，我們會經由許多食物以及生活物品的接觸，導致體內累積過多環境荷爾蒙。這些環境荷爾蒙又稱作內分泌干擾物（Endocrine Disrupting Chemicals, EDCs），包括鄰苯二甲酸酯類、對羥基苯甲酸酯類、以及酚類等。常見的環境荷爾蒙主要來源有：一切塑膠製品、化妝品、食品包裝、定型液、黏著劑、除蟲劑、油漆、醫療器材、建築裝潢材料、鞋底、塑膠玩具、防曬乳、食品添加物、塑膠水壺、清潔劑、罐頭內塗層、紙杯內塗層、寶特瓶、熱感應紙、牙科填充材料、衣服染劑、部分藥品、動物飼料等等。

關於環境荷爾蒙與肥胖間的研究很多，根據二〇一二年大陸研究發現，部分環境荷爾蒙會透過細胞訊息的傳導，誘發脂肪細胞增生，甚至母親被塑化劑污染，生出的嬰兒也會比較胖。而二〇一五年南韓的研究證實，一些環境荷爾蒙在肥胖者身上比非肥胖者還高，甚至干擾到荷爾蒙前驅物DHEA的轉化。臨床上我也發現，肥胖的人，體內的環境荷爾蒙確實較高，像是上述提到的金女士個案，環境荷爾蒙的污染，就是導致她肥胖無法有效控制的原因之一。

揪出生活中干擾內分泌及荷爾蒙的飲食及習慣

如果你有以下情形，就應該注意身體是否已被環境荷爾蒙污染：

- 經常外食，並且使用塑膠袋或是保麗龍裝盛熱食。
- 經常喝紙杯裝的飲料。
- 經常喝寶特瓶裝水。
- 工作場合易接觸塑化劑或是有機化工原料。
- 每日飲水量過低。
- 蔬果攝取過少。
- 從不運動。

如果你有以上生活、飲食習慣，建議你可以透過尿液來檢測體內環境荷爾蒙（xenoestrogens）代謝物的高低，一旦發現數值過高，就應趕緊加強排毒。一般常見的檢測項目包括：

- **鄰苯二甲酸酯類（phthalates）：**目前大多數的塑膠用品都屬於此類，許多洗髮精、香水中的定香劑都含有，其中以鄰苯二甲酸二酯（DEHP）最多。
- **對羥基苯甲酸酯類（parabens）：**因為具有抑菌效果，所以普遍使用在化妝品、藥品，甚至是食品添加物中。
- **酚類（phenols）：**包括著名的雙酚A以及壬基苯酚都是，許多填充劑、清潔劑、塑膠水壺、受污染的食物、衣物等，都有它的蹤跡，是一種強烈的內分泌干擾物，與肥胖、糖尿病、癌症、心血管疾病都有關。

平衡內分泌及荷爾蒙的金鑰食物及營養補充品

❶ 平衡內分泌及荷爾蒙的金鑰食物

- **大豆類食品：**包括豆漿、豆腐、豆干等。大豆含有「大豆異黃酮」，號稱植物雌激素，荷爾蒙失衡婦女可以多多補充，不過儘量以非基改大豆為主。因為二〇一五年權威醫學雜誌《新英格蘭醫學期刊》，刊載國際癌症研究機構（IARC）已經確認，大量使用在基改作物的農藥除草劑 glyphosate 以及 2,4-dichlorophenoxyacetic acid（2,4-D），都是人類可能的致癌物。

- **深海魚及其他海鮮：**深海魚如秋刀魚、鯖魚、沙丁魚、鮭魚等，富含 Ω3 不飽和脂肪酸，可以降低血液中的三酸甘油酯，並具抗發炎效果；而帶骨的魚類、蛤蜊、蝦、小魚干等，可以幫助補充鈣以及維生素D。
- **全穀類：**包括糙米、胚芽米、燕麥等，這類食物富含豐富的維生素B群、鎂、鐵、鋅等礦物質，可提高新陳代謝，促進排便，舒緩焦慮情緒。
- **堅果種子類：**包括芝麻、核桃、杏仁、榛果、亞麻籽等，這些食物含有必需脂肪酸、維生素E、鎂等，對於平衡荷爾蒙、保護心血管都有幫助。
- **海藻類：**包括海帶、紫菜、海藻，富含鈣、鐵、維生素B群、碘和硒，可以平衡荷爾蒙機能，並且促進甲狀腺素合成，促進代謝。
- **各式蔬菜：**尤其是十字花科蔬菜，例如綠花椰菜、白花椰菜、高麗菜、羽衣甘藍等，不但富含纖維素，可促進排便，降低有害環境荷爾蒙的吸收，還含有促進肝臟解毒所需之吲哚化合物，幫助雌激素轉換成健康型代謝物，降低風險型雌激素代謝物的產生。
- **水果類：**包括蘋果、櫻桃、蔓越莓、芭樂等水果，富含纖維以及維生素C，可促進排便以及抗氧化，而櫻桃、蘋果等水果也含有少量「植物雌激素」，對於女性更年期症狀的舒緩也有幫助。

- **各式菇類：**包括香菇、杏鮑菇、金針菇、蘑菇、黑白木耳等，其中的菇類多醣體可以提升免疫力、抗癌，促進肝臟對於環境毒素的代謝，維生素D也比較多。
- **多喝水：**喝水可以促進風險代謝毒物經由腎臟排出。
- **綠茶：**綠茶素及多酚對於利尿及肝臟排毒也有不小幫忙，但必須小心農藥問題。
- **運動：**運動並曬太陽，可促進排汗，促進皮膚合成活性維生素D_3，幫助排毒以及平衡荷爾蒙。

❷ 平衡內分泌及荷爾蒙的功能性營養補充品

- **大豆異黃酮：**大豆異黃酮分成兩大類，第一類是不含醣基的（Genistein、Daidzein、Glycitein），第二類是含醣基的（Genistin、Daidzin、Glycitin），我建議兩者都具備，才是好的大豆異黃酮。
- **十字花科萃取物吲哚3-甲醇（Indole-3-carbinol, I3C）：**I3C可以促進雌激素代謝成健康型代謝物，減少風險型代謝物的產生。

・**活性維生素D_3：**維生素D分為維生素D_2（ergocalciferol），及有活性的維生素D_3（cholecalciferol），補充D_3才是真的有效維生素D。

・**其他：**如益生菌、葉酸、抗氧化劑、植化素、牛磺酸、甘胺酸、鎂、硒、碘、鋅等。

實證

平衡荷爾蒙及內分泌成功減重實證

金女士接受我建議，飲食儘量依照上述建議，並且每天喝水兩千五百毫升，每日快走至少半小時，並補充特殊功能性食品、天然魚油、大豆異黃酮、活性維生素D_3，益生菌、I3C等，半年減了十一公斤，體脂率降到三二%，更年期症狀，如經常流汗怕熱、睡眠障礙都已改善，情緒非常輕鬆。經抽血檢測後，總膽固醇以及三酸甘油酯都降到正常值，體內維生素D升至四十ng／ml，脂肪酸Ω6／Ω3降到九%，風險型雌激素代謝物16α-羥雌酮和4-羥雌酮比例也減少，而且她的乳房囊腫也從原先的一・五公分減少到一公分，令人為她感到高興。

別讓過敏食物成了減重絆腳石

案例 你是否也有同樣困擾

張先生是一名四十歲的上班族，他來找我是因為經常性便祕腹瀉交替的腸躁症。不過身高一百七十一公分的他，體重已七十九公斤，肥胖的身材也讓他吃不消。在我幫他檢測食物急性和慢性過敏原後發現，他的專一性抗體IgE對牛奶、小麥、奇異果、蝦子呈現急性過敏，至於慢性食物過敏原檢測，則發現小麥專一性抗體IgG4也過高。經過溝通後，開始實施過敏食物輪替法，也就是在飲食中嚴格排除過敏食物，並搭配服用專門排毒、修補腸漏的營養補充品。

一個月後，張先生的腸道不適症狀已改善八成，體重也瘦了四公斤。三個月後，張先生的體重更降到七十一公斤，不但身材變好看，連情緒和體力也都大為好轉。為了徹底改善腸躁症，現在他對乳製品以及含小麥麥麩的麵包、甜點、饅頭、麵食等都

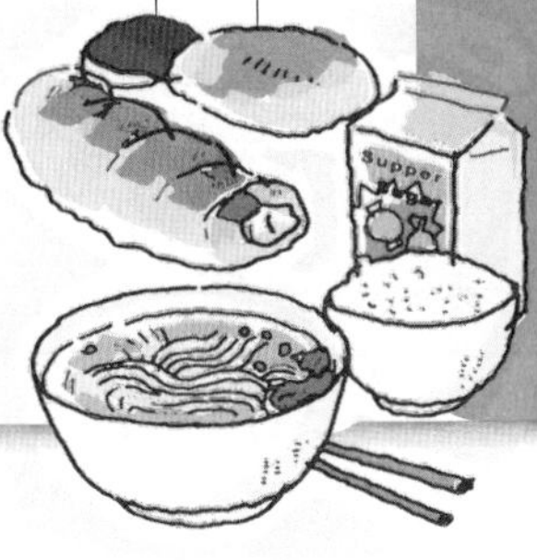

敬謝不敏。某次回診時，他還偷偷告訴我，現在他連性慾都提升，跟太太的床笫情趣，也令太太相當滿意呢！可見過敏食物對身體的影響真的很大。

談到過敏原，醫生通常都會為病人檢測急性以及慢性過敏原，在我的檢驗資料庫中發現，台灣民眾的過敏食物以牛奶、蛋白、小麥、奇異果等最多，在國外則是麩質。據統計，西方人約有三〇%會對麥麩（gluten）過敏，且會產生嚴重的腹瀉、腸炎、關節疼痛、頭痛、肌肉發炎等症狀。麥麩是由麥穀蛋白（glutenin）以及麥膠蛋白（gliadin）所組成，讀者如果到美國等國家，會看到到處都有無麩質飲食（gluten-free）的蹤跡。美國著名的神經營養專家大衛博瑪特醫師（David Perlmutter），在其暢銷著作《無麩質飲食讓你不生病》中便提到，麩質對腦部的發炎傷害，會造成阿滋海默症、老年失智症、肥胖症、關節炎等病症。推論可能是這類過敏的麩質會造成腸漏症，然後引起一連串的體內發炎以及免疫系統大作戰。

其實各種穀類都有它特殊穀類蛋白質（Prolamine），也就是麩質。各種穀物的麩質都有可能會過敏，只是東西方人種發生比例不等。你會不會對麩質過敏，取決於基因以及攝取的頻率。

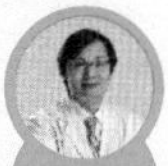

劉醫師小講堂

容易引發過敏的穀物麩質

・**小麥（wheat）**：麩質為麥膠蛋白以及麥穀蛋白，占六九％。小麥麩質為高致敏蛋白，而且含量頗高，加上西方人基因表現比較容易過敏，所以小麥麥麩成為西方國家的熱門話題。

・**裸麥（rye）**：麩質為secalin，占了三〇至五〇％。

・**燕麥（oasts）**：麩質為avenin，占了一六％。燕麥可以降低膽固醇，但也有人會對燕麥過敏。

・**大麥（barley）**：麩質以hordein為主，占了四六至五二％。

・**小米（millet）**：麩質以pancin為主，占了四〇％。

・**玉蜀黍（corn）**：麩質為zien，約五五％。原本玉蜀黍的麩質是不太會致敏的，但經過大量基因改造（GMO）後，對玉蜀黍過敏的人便越來越多。

・**高粱（soegum）**：麩質為kafirin，占了五二％。

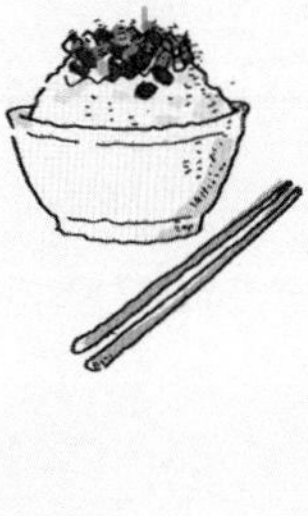

・**稻米（rice）：**米穀蛋白（oryzenin）是其麩質，只占了五％。基本上糙米是非常好的養生飲食，不過我碰過某科技新貴對米穀蛋白過敏，一吃糙米飯就皮膚癢。曾有中醫師對他說這是排毒反應，建議他繼續吃。但我請他立即停止吃糙米飯，改吃白米飯，結果皮膚就不過敏了。不過，會對米的麩質蛋白過敏其實相當少。

為什麼要避免食用過敏食物呢？因為它除了會造成皮膚、呼吸道黏膜、口腔過敏外，更會造成腸道敏感，引發腸漏症。近幾年常聽到腸漏症，到底什麼是腸漏症呢？

現代人的健康殺手——腸漏症

我們人體的大腸小腸內黏膜可以算是體內的「皮膚」，具有保護屏障功能，如果將整條消化道黏膜展開，其面積可以達三百平方公尺，比一座網球場面積（兩百六十平方公尺）還大呢！所以在正常情況下，腸細胞之間必須緊密的接合（Tight junction），不容許任何消化不全的大分子、過敏原或是毒素穿越雷池一步。問題是，一旦人體的腸黏膜屏障因為過敏食物、壓力、酒精、藥物等因素影響，導致細胞之間粘連防禦的保護網弱化，甚至產生空隙，或是滲透壓改變，讓原本不該進入血液或是淋巴液的毒素、細菌、真菌、過敏原等物質全都跑進去，這就是所謂的腸漏症。

一旦出現腸漏症，身體免疫系統會採取一連串的「保護機制」，進而產生抗體，如IgE或是IgG4抗體。我在《過敏，不一定靠藥醫》一書中也解釋過，這種免疫反應可能是急性過敏反應（如蕁麻疹、神經血管水腫、氣喘），或是慢性食物不耐反應（如慢性疲倦、慢性皮膚溼疹、頭痛、關節痠痛、肌膜炎、腸躁症等），更甚者可能出現自體抗體攻擊自己的組織，造成自體免疫疾病，如類風溼性關節炎、紅斑性狼瘡、乾燥症、硬皮症等。而這些免疫反應也跟發炎劃上等號，最後可能會造成身體組織中的發炎激素IL-6、IL-1、TNF-α增加，於是組織水腫，形成水腫型肥胖。

何時該做食物不耐檢測？

其實不論是不是想減肥，我建議只要你有以下症狀，都應該做詳細的食物不耐檢測。

■ **皮膚疾病**

□異位性皮膚炎　□牛皮癬　□蕁麻疹　□溼疹　□粉刺

■耳鼻喉系統

□復發性中耳炎合併積水　□過敏性鼻炎　□慢性咽喉炎

□復發性嘴破　□美尼爾氏症　□不明原因口臭

■全身性

□體重過重或肥胖　□焦慮　□尿床　□水腫　□慢性疲倦

□昏睡　□經常性全身痠痛

■呼吸系統

□氣喘　□慢性支氣管炎　□慢性咳嗽

■腸胃道系統

□大腸激躁症　□潰瘍性大腸炎　□經常性腹瀉　□克隆式腸炎　□乳糜瀉

■神經系統

□偏頭痛　□記憶力減退　□多發性硬化症

■關節／自體免疫疾病

□類風溼性關節炎　□肌纖維痛　□乾燥症

■其他

□自閉症症候群ASD　□注意力不足過動症ADHD

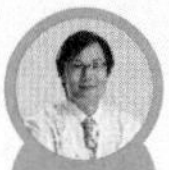

劉醫師小講堂

常見的急慢性過敏檢測項目

· **急性IgE食物過敏原檢測項目**

牛肉、黃瓜、豬肉、香草豆、鮪魚、甘藍（綠花椰菜）、龍蝦、薑、雞肉、椰子、羊肉、蘋果、牡蠣、香瓜、燕麥、鳳梨、玉米、南瓜、番茄、稻米、櫻桃、胡蘿蔔、芝麻、西瓜、馬鈴薯、蕎麥、蔓越莓、蛋白、孔雀蛤、芹菜、生芋頭、牛奶、鮭魚、芥末、生山藥、鱈魚、酵母菌、麥芽、香蕉、小麥、大蒜、可可豆、木瓜、花生、蛋黃、腰果、草莓、大豆、乳酪、蘑菇、柳丁、杏仁、奇異果、菠菜、檸檬、螃蟹、羊奶、大白菜、葡萄、蝦子等。

· **慢性IgG4食物過敏原檢測項目**

豬肉、菠菜、蛋白、奇異果、牛肉、香草豆、番茄、牛奶、燕麥、甘藍（綠花椰菜）、胡蘿蔔、羊奶、玉米、蘋果、馬鈴薯、鱈魚、芝麻仔、鳳梨、孔雀蛤、小麥、蕎麥、生芋頭、鮭魚、花生、芹菜、生山藥、酵母菌、大豆、可可豆、香蕉、酪蛋白、杏仁、腰果、木瓜、蛋黃、蟹、蘑菇、柳丁、乳酪（乾酪型）、蝦子等。

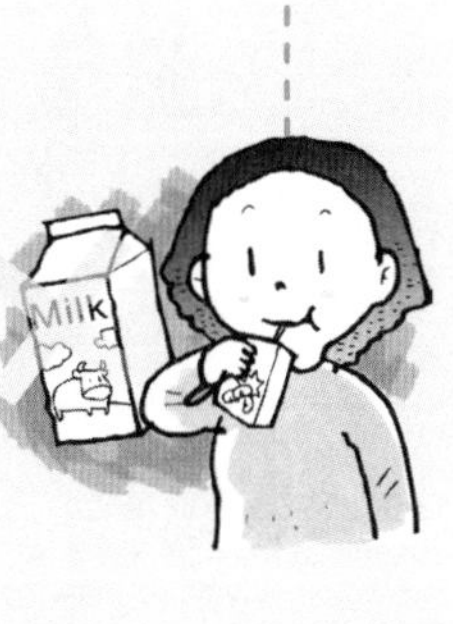

用食物輪替法解決你的慢性過敏症

很多醫師會幫病人檢測食物過敏，但大多數醫師並未明確告知患者應避免食用過敏食物多久，導致患者終身避吃，嚴重的還會造成營養不良後遺症，其實這是不正確的作法。

如果你對某種食物的急性過敏原IgE有反應，那麼就不應該食用，例如對牛奶急性過敏，最好一輩子都儘量避免。但如果急性過敏原IgE檢測沒有反應，而是慢性IgG4有反應，那就應該採取「食物輪替法」來治療。

IgG4食物不耐檢測的報告會將檢測出的食物不耐情形，分為輕度、中度、重度來表示。食物輪替法的原則是輕度不耐的食物建議一個月不接觸，中度不耐食物二個月不接觸，重度食物不耐的食物三個月不接觸。例如當你對牛奶呈現重度食物不耐時，建議停止食用三個月，三個月過去後，可以逐漸恢復食用，頻率以一週食用一次為原則。同時確切且詳實的記錄「飲食日記」，當食用三到四週並未出現不適時，可以慢慢增加成每週二次的頻率，但不建議到一週三次，因為這樣慢性過敏復發率會增加。記住，一旦原來過敏症狀又出現時，則必須停止食用該食物。

實證

解決慢性過敏成功減重實證

一名患有嚴重異位性皮膚炎的國小老師，不但全身皮膚紅癢，體重更達七十六公斤，體脂率三九％，ＢＭＩ是二十八。在我幫她驗完食物過敏原分析後，發現她對玉米、奇異果、小麥、牛奶、起司過敏。她很驚訝，因為她的基本早餐就是一杯牛奶、一份全麥起司玉米吐司，加上聽說奇異果富含維生素Ｃ，會一到兩天就吃一顆。

所幸經過三個月的食物輪替療法，搭配益生菌、甘草蘆薈麩醯胺酸粉、天然魚油、排毒減敏功能性食品輔助，困擾多年的異位性皮膚炎竟好了九成，可喜的是，體重也減輕了七公斤。她驚喜之餘，就像廣播電台一樣幫我打廣告。其實我沒有那麼神，不過是藉由降低過敏食物的攝取，搭配腸道修復、幫助排毒的功能性食品，改善她的腸漏症，降低體內發炎反應，排除水腫型肥胖。答案，就是這麼簡單。

台灣常見的慢性食物過敏比例

以下是我統計一千名患者所得到的慢性不耐食物比例。比例最高者為雞蛋、牛奶、小麥、花生等，提供給各位讀者參考。

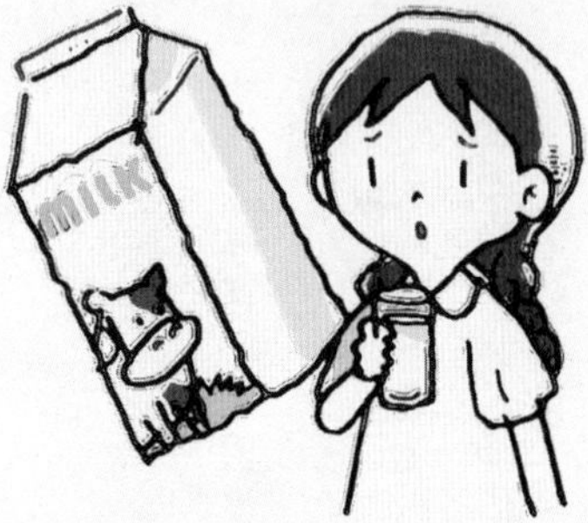

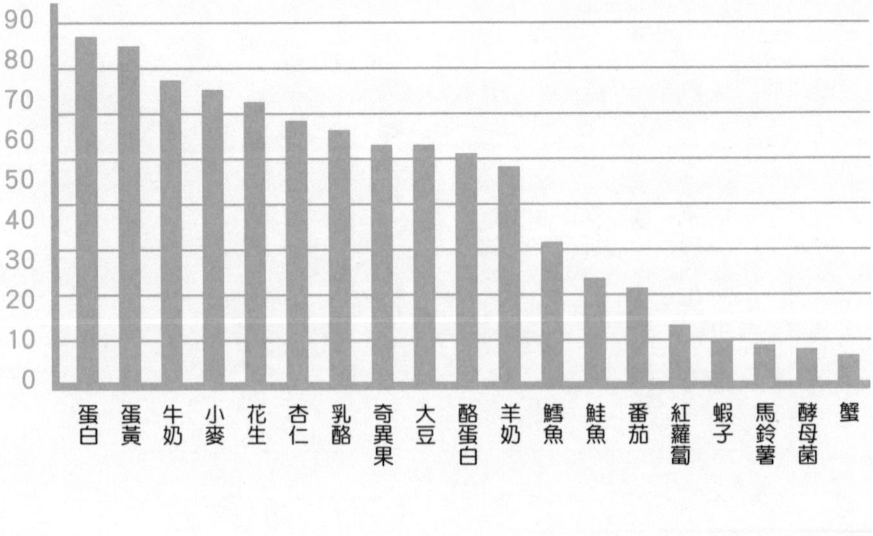

腸道菌相失衡會讓下一代也肥胖

案例

你是否也有同樣困擾

一位嚴重便祕的國小五年級學童，身高是一百四十八公分，但體重已達到六十二公斤，BMI為二十八・三。無肉不歡的她不喜歡吃蔬菜，每次看到蔬菜都會放在餐盤旁邊，由於父母親忙於事業，無暇幫她準備早晚餐，下課後，她就會自己買炸雞吃。每一、二天還會買冰淇淋解饞。麻煩的是，她大便超級不順，時常三到四天才解便。

據媽媽陳述，她上完廁所後，整間浴室會臭得一塌糊塗，我用一滴活血檢測，加上小便有機酸檢驗後發現，她有嚴重的腸菌相失衡問題，且肝臟解毒力下降。但想要改變女兒的飲食習慣必須全家總動員，因此在與爸媽溝通後，除了中餐是學校營養午餐無法控制外，其餘早餐晚餐必須請家長一起參與。她除了增加蔬果攝取量外，

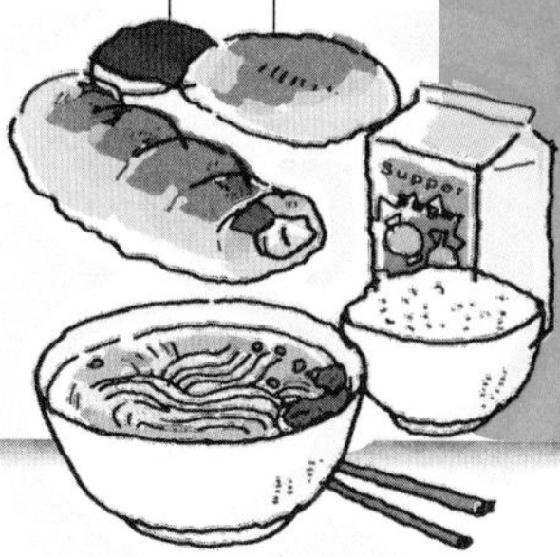

還搭配我開的改善腸菌相的營養處方。結果一個月後大便超順，並且減了二・五公斤。根據媽媽表示，自從全家一起用餐後，家中成員凝聚力更強，感情更好，連爸爸也重視起自身的健康，鮪魚肚也消了不少。

很多人都想要減重，但你知道嗎？體重控制的重要關鍵，其實是腸道內細菌的種類以及數量。

二〇一四年美國紐約大學學者羅拉・蔻克斯（Laura. Cox）團隊在著名期刊《細胞》（Cell）上發表了一篇文章，說明腸內細菌菌相不但與肥胖有關，而且這種腸內菌相還會傳給下一代，造成下一代的肥胖。我們人體大約有六十到一百兆個細胞，腸內也有一百兆個細菌，這些細菌大約有四百五十種到六百種，全部加起來約有一・五公斤重，而這些細菌的遺傳物質DNA，比人體的DNA多了百倍以上。換句話說，這些腸道內細菌所創造出來的生態環境，絕對會影響你的基因表現、肝臟解毒、荷爾蒙平衡、糖類代謝、腦部健康、肥胖與否、免疫調節等等，也就是說，當腸內細菌失衡，壞菌猖獗時，身體容易出現發胖、過敏、二型糖尿病、憂鬱症、腸漏症、老化，甚至癌症等症狀。

我再舉個大家熟知的例子。過去數十年來，畜牧水產養殖業會以含有低劑量抗生素的飼料餵養動物，像是國人熟知的「歐羅肥」，就是為了降低牛、豬、雞、鴨、魚等感染所研發的產品。但研究發現，這些動物服用含有抗生素的飼料後，腸內細菌菌叢會改變，偏向壞菌，導致體內發炎，不過也會讓養殖動物的體重比較重。套句業者的話術，這些養殖動物比較快長大，賣相比較好，成本會降低，可是這些吃了抗生素的動物進入人體後，一樣會造成人體細胞的發炎以及水腫發胖。

我在臨床上也發現一個奇特現象，就是經常吃抗生素的小朋友比較容易肥胖，這會不會是因為經常吃抗生素，導致腸內好菌被殺光，造成代謝失衡，進而發胖呢？根據美國哥倫比亞大學二〇一二年發表的一項研究，他們追蹤四百三十六名沒有吸菸的懷孕婦女，直到她們的孩子七歲，結果發現母親懷孕中期到後期之間，如果有使用抗生素的話，她們的孩子在七歲時，有高達八四％的機率出現肥胖。因此他們認為，抗生素會影響體內的微生物，也會透過胎盤影響胎兒，造成胎兒腸道菌種不平衡，於是引發代謝疾病，包括肥胖。

以上所說的，就是目前相當熱門的醫學生物科技研究——腸道微生物基因體（microbiome）。研究發現，如果攝取高油脂、高糖、低纖維的飲食，腸道中會出現過多的硬皮門細菌（firmicutes），尤其是紅皮桿菌綱細菌（erysipelotrichia），那麼人就會比較容易發胖；如果吃較多纖維、低油脂、低糖飲食，則人體腸道會出現較多的類桿菌門細菌（bacteroids），身形也會比較纖瘦。

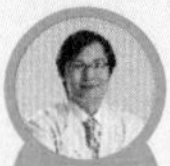

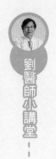

劉醫師小講堂

如何知道自己腸菌相有沒有失衡？

要判斷腸內細菌生態是否失衡，最準確的方法就是化驗糞便，檢驗糞便中的細菌、黴菌、酵母菌種類。不過取大便檢體有人嫌麻煩，而且價格昂貴，也無法全面檢出微生物，因此比較簡單的方式是檢測尿液中的有機酸代謝物。因為腸道菌相失衡加上肝臟負擔增加，會造成一些有機酸的代謝失衡，這是可以在尿液中檢測出來的。

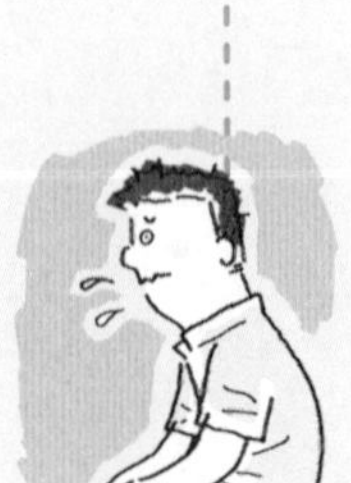

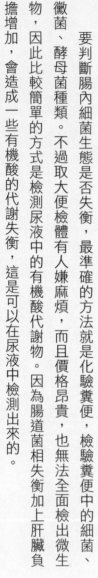

一般功能醫學檢測可以檢測的有機酸，包括：苯甲酸（benzoate）、馬尿酸

（hippurate）、苯乙酸（phenylacetate）、對羥基苯甲酸（p-hydroxybenzoate）、吲哚乙酸（3-indoleacetate）、丙三羧酸（tricarballylate）、阿拉伯糖醇（D-arabinitol）、檸檬酸（Citramate）、酒石酸（Tartarate）等。

另外我建議可以抽血檢驗食物專一性IgG4慢性食物不耐檢測，或是檢測一滴活血檢測，看血液中是否有不明斑塊、細菌、念珠菌存在，來輔助腸漏症以及腸菌相失衡之診斷。

5R矯治法，改善腸菌相失衡

既然腸菌相失衡很多和飲食及生活習慣有關，因此想要改善腸內菌種生態，就應該採取「5R」矯治法。特別是肥胖的朋友，更要調整腸道生態，否則體內壞菌太多，減重會打折扣的。

・**移除（Remove）**：移除過敏及精緻食物、細菌、真菌、念珠菌，以避免繼續毒害腸道。

譬如對牛奶、小麥敏感，就應該避免相關乳品及含麥麩食物至少二個月以上，油炸、加工、精緻甜食等食品，都應避免。

- **補充（Replace）：**補充植物酵素或是不足的胃酸，以增強消化能力。
- **重植（Reinoculate）：**補充大量益生菌以及益生原（又稱益菌生），以增加腸道益菌，降低腸道害菌，並藉此調整腸道淋巴組織免疫功能，平衡腸道菌相。
- **修復（Repair）：**補充甘草蘆薈麩醯胺酸粉、抗發炎Ω3多元不飽和脂肪酸（EPA，DHA，ALA）、微量元素鋅、硒等，以幫助修復腸道破損區域。
- **保持（Retain）：**持續以低刺激、高纖維、低糖、適量蛋白質、健康油脂的飲食，來幫助修復後的腸道黏膜長期保健。

促進腸相健康的金鑰營養補充品

了解了「5R」矯治原則後，要達到補充、修復及保持腸道健康，千萬別忽略了營養品的重要。以下是維持腸道健康的重要營養品：

❶ 益生菌（probiotics）

益生菌明確定義為「活的微生物，用量充足時，對宿主可以產生健康效益」。

許多傳統的發酵食品都含有益生菌，像是優酪乳、優格、味噌、泡菜等。目前做出的功能性食品級益生菌，有錠劑、粉劑、膠囊。益生菌包括多種菌屬種，如嗜酸乳酸桿菌（*Lactobacillus acidophilus* 或是 *L. acidophilus NCFM*，A菌）、雙叉乳酸桿菌（*Bifidobacterium bifidum*，B菌）、*B. lactis BI-07*、龍根菌（*B. longum*）、保加利亞乳酸桿菌（*L. bulgaricus*）、嗜溫鏈球菌（*Streptococcus thermophilus*）、*L. johnsonii*、*L. paracasei*、*L. casei*、*Saccharomyces boulardii* 等等。

益生菌中應添加菊糖（inulin）或果寡糖這類「益菌原」或是「益菌生」（prebiotics），如此可以幫助益生菌的生長，提供更全方位的腸道保健。同時，我建議每日應攝取二十至二十五克纖維質，讓益生菌數目增加。

・益生菌的腸道保健效用有：

① 降低腸道發炎，有助體重控制。
② 治療腹瀉，特別是腸病毒感染。
③ 治療大腸激躁症。
④ 縮短困難梭狀桿菌（Clostridium difficile）導致大腸炎的病程。

⑤改善腸漏症。

⑥降低婦女泌尿生殖系統感染。

⑦降低胃幽門螺旋桿菌感染，減少胃癌的發生（A菌可分泌天然抗生素acidolin及lactocidin）。

⑧調整腹腔淋巴結內（GALT）的免疫反應，降低大腸直腸癌發生機率。

‧益生菌的免疫調節機轉：

①益生菌可以調節腸黏膜淋巴組織，降低與過敏有關的Th_2細胞所分泌的IL-4、IL-13、IL-5、IL-6、IL-10等細胞激素。

②修補腸漏，降低腸內過敏蛋白、毒素、微生物滲入血液及淋巴液中的機會，進而降低全身免疫負擔。

③降低腸內毒素滲漏進腸肝血液循環中，降低肝臟解毒酵素負擔。

❷酵素（Enzyme）

酵素本身也是一種蛋白質，我常稱它為「食物的剪刀手」。它能幫助消化食物中的蛋白質、脂肪、碳水化合物，以降低胃、胰臟、肝臟、腸道負擔。動物內臟萃取的酵素效果強，但須注意污染問題；植物酵素較溫和，一般是以未成熟的木瓜、鳳梨等水果萃取而來。我個人較推薦植物酵素。酵素雖是養生利器，但是有業者宣稱酵素可以減肥，這又太誇張了。

・酵素的腸道保健機轉：

①將食物分子分解至最小單位，像是胺基酸、小胜肽、脂肪酸、單醣、雙醣，尤其是許多食物過敏原是蛋白質分子，酵素可以將它分解成較無過敏的小胜肽或是胺基酸，降低過敏發炎機會。

②降低過敏物質對腸道刺激，減低腸黏膜滲透壓，修補腸漏，降低腸內過敏蛋白滲入血液及淋巴液中的機會，進而降低全身性免疫負擔。

③降低腸內毒素滲漏進腸肝血液循環中，降低肝臟解毒負擔。

❸ 甘草蘆薈麩醯胺酸粉

麩醯胺酸是身體會自行合成的胺基酸，其功能是扮演氮元素的運輸，也是小腸細胞、免疫淋巴球及巨噬細胞主要的能量來源。

在正常情況下，人體可以自行合成麩醯胺酸，因此左旋麩醯胺酸屬於「非必需胺基酸」，但是如果遇到燒燙傷、休克、敗血症、癌症化放療時，左旋麩醯胺酸就需要額外補充，此時又變成「條件性必需胺基酸」。

添加抗發炎甘草萃取物（DGL）以及促進修復的蘆薈多醣體，更能幫助腸道黏膜的修復，可以修復腸道黏膜細胞障壁的損害及空隙，改善腸漏症，降低致敏蛋白或毒素從腸漏縫隙滲入血液及淋巴液中，而且可以降低磷酸脂解酶A_2活性，以降低發炎反應。我經常將此處方建議給胃酸食道逆流或是口臭的患者，效果奇佳。

・麩醯胺酸對於腸道黏膜的保健功效：

①降低化療、放療的腸道、口腔黏膜破損機率，並加速修復其導致的潰瘍。
②增強腸道相關免疫細胞淋巴球和巨噬細胞功能。
③大腸克隆氏症以及潰瘍性大腸炎的黏膜修復。
④口腔及食道黏膜潰瘍的修復。
⑤維護腸道完整性，改善腸漏症，並降低細菌移轉至血液中所引起之敗血症發生。

減重金鑰 5

肝臟排毒順暢，全身無負擔

案例

你是否也有同樣困擾

多年前，鄭先生來到我的門診，因為疲倦以及肥胖、脂肪肝等問題請我提供協助。詢問病史知道他從事電鍍業相關工作二十年了，換句話說，有許多與重金屬接觸的機會。雖然他每一至二天會去操場快走，可是身高一百七十三公分的他，體重卻一直維持在八十五公斤左右，肝功能指數GPT是五十五，總膽固醇是兩百三十四，空腹血糖是一百一十七，腹部超音波檢查呈現重度脂肪肝，聽人說喝紅酒有益健康，所以每晚晚餐後習慣喝紅酒兩百五十毫升。

他說：「劉醫師，我最近常常覺得很容易疲倦，朋友建議我找你看一看有沒有其他辦法。」

我為他檢查一滴活血及乾血的時候，看到活血中有許許多多黑色的斑塊，這些斑

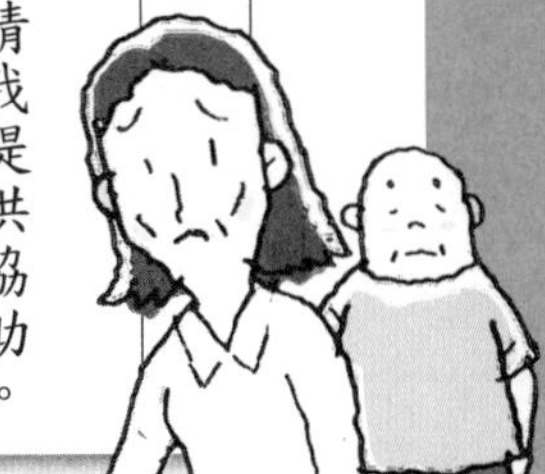

塊透露他可能有重金屬或毒素在身體裡面；而乾血檢查可看到有慢性重金屬中毒的印記。後來我安排鄭先生去作頭髮重金屬檢測，報告回來發現他頭髮的汞、鉛、砷、鎘、鎳這些重金屬都超量。另外，他尿液中的塑化劑環境荷爾蒙分析發現，酚類中的雙酚A以及壬基苯酚也都偏高。我想長期環境毒物以及飲酒過量，加重他肝臟解毒負擔，胰島素阻抗增加，當然要減重就有困難了，長期下來，慢性疲倦就成了他最大的困擾。

其實早在二〇〇八年，著名醫學期刊《柳葉刀雜誌》（Lancet）就提出，環境毒物會干擾身體膽固醇代謝，並且增加胰島素阻抗；同年英國流病公衛學者在美國醫學會期刊《JAMA》指出，用於罐裝容器和水瓶內的雙酚A，會增加胰島素阻抗以及肝功能損傷，在在都提醒我們，想要在減重拉鋸戰中獲得勝出，千萬不要輕忽環境毒物的傷害，並且應多保健我們的解毒之寶「肝臟」。

如果你的減重計畫總是屢戰屢敗，建議可以透過尿液來檢測「環境荷爾蒙（xenoestrogens）」代謝物的高低，常見的檢測項目包括：鄰苯二甲酸酯類（phthalates）、對羥基苯甲酸酯類（parabens）以及酚類（phenols）。

而重金屬的檢查分成血液檢測、頭髮檢測以及尿液檢測。

一般血液檢測可以看出最近兩三週內重金屬污染的情況，是急性中毒時必要的檢測；頭髮檢測可以看出最近三個月左右重金屬累積暴露的情形；而尿液的重金屬檢測，常常用來確認重金屬排毒療法的成效。當然，也可以做一個激發試驗（Challenge test），就是以排毒配方來給予患者，如果尿液中某重金屬量增加，就代表身體應該有某種程度的重金屬中毒了。

千萬別輕忽重金屬的殺傷力

重金屬一般會沉積在腎臟、腦神經、心血管、胰臟、骨骼或者是內分泌腺等器官，並對人體造成傷害。譬如鉛中毒會降低兒童的智能及造成貧血；早期造成台灣烏腳病的元兇「砷」，也會造成許多中毒症狀，甚至和糖尿病、肺癌、肝癌、皮膚癌、膀胱癌都有相關。

此外，台灣也發生過鎘米中毒事件，身體如果鎘中毒，會造成骨骼嚴重疼痛、骨骼變脆，並容易發生骨折，就像一九五五年在日本發生的鎘污染事件，造成患者全身骨頭疼痛難耐的「痛痛病」一樣。

其他也有研究顯示，老年癡呆症患者腦部有鋁過高的現象，而注意力不集中的過動兒，也有鋁污染的報導。我自己的研究也發現，氣喘患者血清中的鋁濃度比一般人高出二倍之多，我也將此成果發表在二〇一三年的美國環境毒物學期刊，引起廣泛討論。還有就是鎳，香菸、菸草中有很高的鎳，所以在一些電鍍相關行業裡面，甚至在電腦零件業，都有可能造成慢性鎳中毒事件。

對於較嚴重的重金屬中毒，醫師可以使用「螯合療法」（Chelation therapy）來治療。像是鉛中毒的治療可以使用CaEDTA、Na2EDTA，若是鉛、汞、砷中毒，可以使用DMSA，其他螯合劑還包括BAL、DMPS、DFO以及D-penicillamine等等。不過在螯合排除重金屬的過程中，身體需要的礦物質如鈣、鎂、鋅等也可能流失，因此操作的醫師必須多留意。肥胖的人如果懷疑自己有慢性重金屬中毒，建議可以先經由專業檢測判定，再透過螯合療法來幫助排除有害重金屬。

身體最重要的排毒系統——肝臟

我們都知道肝是身體重要的排毒器官，但很少人知道肝的排毒分成兩個階段。第一個階段是由所謂的細胞色素P450系統來處理，這系統會以氧化、還原、水解、水合、脫鹵等作用，將毒物轉換成中間產物，此時的中間產物，反而充滿大量活性氧自由基，會比原來的毒更毒喔！

肝的第二個排毒階段又稱「結合作用」，利用麩胱甘肽、硫化、醛醣酸化、甲基化、乙醯化、胺基酸結合等作用，將中間毒化產物結合，讓它成為水溶性的無毒產物，最後再經由腎臟形成尿液排出。

這就像我們吃過的碗盤相當油膩骯髒，我們要先用洗碗精來洗碗盤（第一階段步驟），這時碗盤表面布滿了洗碗精化學成分（有毒中間產物），比沒洗時更毒，但當我們以水大量沖洗乾淨後（第二階段步驟），碗盤就乾淨了。而下水道就像是腎臟，下水道通暢，廢水（尿液）就可以排除乾淨，如果下水道不順或是阻塞（腎衰竭），就會產生尿毒，當然身體也會出問題。

劉醫師小講堂

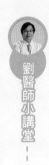

3步驟，檢測你的肝臟解毒基因是否有缺陷！

雖然肝臟具有解毒機制，但如果你有解毒不完全的情形，就得考慮肝臟解毒基因是否有缺陷。要了解自己的解毒基因是否有缺陷，可以檢測以下三個基因：

- **第一階段 NQO1 基因：**負責將油煙、毒菸、有機溶劑、油漆、汽車廢氣、霧霾、印刷原料等毒物活化，以進入第二階段解毒。
- **第一階段 CYP1A1 基因：**負責將燒烤食物、氣機車廢氣、毒橡膠燃燒氣體、香菸、廢電纜等毒物活化，以進入第二階段解毒。
- **第二階段 GSTM1 以及 GSTT1 基因：**負責將上述第一階段解毒後的有毒中間產物加上親水官能基（例如：甲基化、硫化、氨基酸化等等），以利透過尿液、汗液排出。

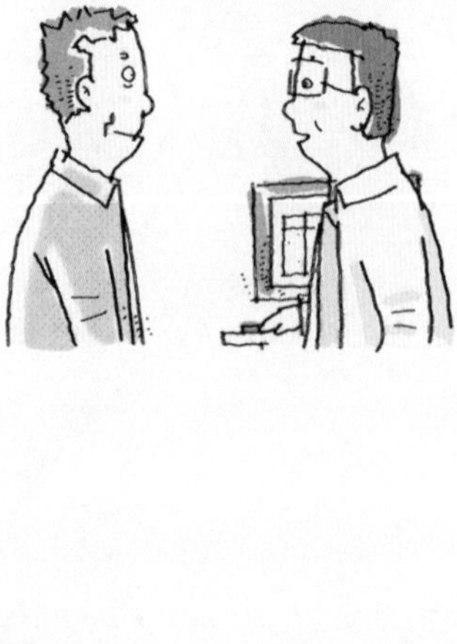

發揮肝臟解毒功能的金鑰食物及營養補充品

❶ 幫肝臟排毒加分的金鑰食物

建議肝臟排毒功能較差，或是體內受重金屬污染的朋友，可以多攝取以下食物，幫助肝臟解毒酵素系統運作加分！不過，要注意農藥殘留問題，以免加重肝臟解毒負擔：

- **十字花科蔬菜：**包括綠花椰菜、高麗菜、芥藍、蘿蔔、羽衣甘藍等，其中的葡萄糖硫甙（glucosinolates）以及吲哚物質，可以活化肝臟解毒系統，有助環境荷爾蒙以及雌激素代謝。
- **大蒜：**大蒜含硫化合物以及硒元素，可以激活肝臟的解毒酵素功能。
- **薑黃：**薑黃中的薑黃素，具有良好抗發炎以及抗氧化功能，對於修復肝臟細胞以及活化肝解毒酵素，有一定功效。
- **綠茶：**綠茶多酚和兒茶素，可以活化肝臟解毒系統。
- **酪梨：**每週吃一次到兩次酪梨，可以幫助修復肝臟受損細胞，並抑制毒素在肝臟中的堆積。

- **柑橘類或是芭樂**：這類水果富含維生素C，可以促進肝臟製造出更多代謝毒素、脂肪及有害物質的酵素。
- **蘋果**：蘋果連皮吃，其中的不可溶性纖維以及果膠，可以提高腸道的排毒效能，減少肝臟解毒負擔。
- **蘆筍**：含有鋅、硒、維生素B_6、維生素C、纖維素等，是幫助肝臟解毒的利器。
- **甜菜**：含有高量的類黃酮類化合物以及β-胡蘿蔔素，可以提高肝臟整體解毒機能。

❷ 強化肝臟排毒機能的功能性營養補充品

- **體清營養粉（Ultra Clear RENEW）**：為一具有專利的天然複合性營養補充品，提供肝臟排毒功能所需的營養素，適合想要進行排毒、解毒療程的朋友。其內容含有低過敏性的米蛋白濃縮物，以及維生素A、C、E、β-胡蘿蔔素、甘胺酸、牛磺酸、甲硫胺酸、半胱胺酸，以及去除咖啡因的綠茶萃取物等等。
- **排重金屬體淨錠（Metallo Clear）**：其內容含有穿心蓮、薑黃、啤酒花萃取物、鋅，可以幫助體內金屬硫蛋白（metallothionein）的運作，加強汞、鎘等重金屬自然排出。

實證

提升肝臟排毒機能成功減重實證

鄭先生在我的建議之下，每週運動增加到五天，每次約四十分鐘，並禁止任何酒精攝取。天氣冷可以泡熱水澡，以增加出汗量。每天補充白開水兩千五百毫升，每日攝取天然魚油、機能性益生菌、維生素B群，並以體清營養粉當基底，加上排重金屬體淨錠，三個月後，他的體重降至七十九公斤，肝指數GPT是三十二，總膽固醇為一百九十八。又過了三個月，體重為七十六公斤，重金屬檢測發現，汞、鉛下降一半以上，砷以及鎘減少三分之一，當然他的疲倦感早已消失，活力以及性生活也獲得大幅改善。

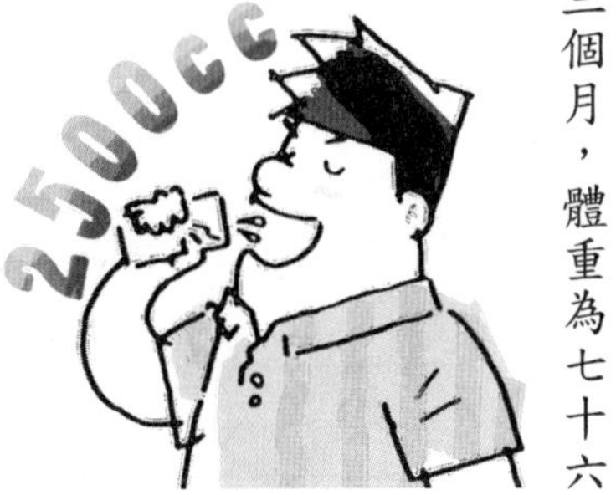

減重金鑰 6
為粒腺體充電，給細胞滿滿能量

案例

你是否也有同樣困擾

五十歲的蔡先生是一名成功的會計師，每日都晨跑，晚上偶爾會喝點酒，三餐幾乎外食，平時壓力還蠻大的。不過據他表示，他水喝的還算多，每日大約兩千至兩千五百毫升，早上會喝一杯拿鐵咖啡。看似人人稱羨的職業以及生活，卻逐漸在他四十八歲時失衡。兩年前開始，不知怎的，他經常覺得力不從心，記憶力減退，極易疲勞，甚至開會經常打瞌睡。一百七十六公分的他，兩年內體重從七十二公斤躍進到八十公斤，體脂率居然來到二五%，跑步時會覺得二側髖關節比較無力，老婆也反應他晚上打呼變得相當嚴重。

從血液生化檢查數據來看，他只有總膽固醇稍高（兩百一十mg／dl），其他都還算正常。原本懷疑他是男性更年期提早到來，但血液睪固酮和去氫表雄固酮硫酸

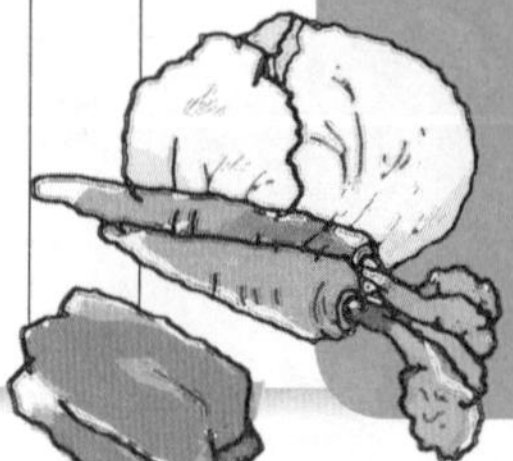

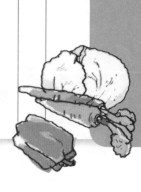

鹽（DHEA-S）還算正常。在經過我仔細檢查後發現，他血清中的維生素A、維生素D、維生素E、葉黃素以及輔酵素Q_{10}過低，氧化壓力指標MDA過高，另外，尿液中的有機酸分析也顯示，粒腺體能量生成指標過低，在在指出，他應該是能量發電廠——粒腺體出了問題。

人體生命活力的電池——粒腺體

我們細胞中有細胞質及細胞核，還有一種胞器叫做「粒腺體」，它其實是我們細胞內的能量發電廠。我們所有器官的細胞都充滿了粒腺體，尤其是心臟、腦部、肌肉最多。我們吃進身體的食物，不論是蛋白質、脂肪還是碳水化合物，分解到最後，都會以乙醯輔酶A（acetyl CoA）的型式進入能量代謝循環（又叫檸檬酸循環），然後提供電子給粒腺體，再加上吸進來的氧氣，會在粒腺體中製造能量貨幣三磷酸腺苷（ATP），因此，粒腺體對一個人的能量代謝有多重要可想而知。比較麻煩的是，有少數患者先天就有粒腺體缺陷問題，會造成肌無力、腦退化、心臟肌無力等等，這時就得大量補充輔酵素Q_{10}了。

二〇〇四年美國醫學期刊《JAMA》提出，許多代謝症候群以及肥胖患者的粒腺體都功能失調，同年的新英格蘭期刊《NEJM》也指出，糖尿病患者的一等親，其粒腺體功能比一般無糖尿病的人減少五〇%，換句話說，粒腺體對人體肥胖以及糖代謝的影響非常大。

既然粒腺體那麼重要，為何它會逐漸失去功能呢？最主要就是氧化壓力和發炎惹的禍。我在前面章節已經介紹過發炎，但氧化壓力又是什麼呢？在說明氧化壓力前，我們得先認識物質的構造。要知道，宇宙間所有物質都是由分子、原子所組成，一般分子周圍大多是成對的電子圍繞，相當穩定，但當電子不成對時，此分子就是所謂的自由基（Free radical）。

常見的自由基包括氫氧自由基、超氧陰離子、二氧化氫等。別以為自由基都是不好的，人體內有適當的自由基可以幫助白血球殺菌，對於我們免疫力相當重要，不過人體若暴露在過多的自由基下就麻煩了。這些自由基就是氧化壓力，來源包括活性氧分子（ROS）以及活性氮分子（RNS）。活性氧或是活性氮會與身體內的脂肪、蛋白質以及DNA反應，造成細胞傷害、老化、癌變等，好比切開的蘋果會變黑、皮膚會產生皺紋、臉上有許多的斑點等等，都是自由基反應引起的。

導致身體沒電的食物及生活習慣

現代人生活壓力大，如果喜歡吃下列食物或是有以下不良習慣，將會加速粒腺體衰退，除了容易造成肥胖外，也容易讓人變老！

- **空氣污染：**包括吸菸、懸浮微粒PM二・五，以及其他化學污染、石化工業等等。
- **輻射污染：**像是核能輻射外漏、高空中的γ射線（經常搭飛機的朋友應注意）、醫療的放射治療或是診斷輻射、高壓電塔、電磁波等等，連太陽的紫外線也會產生自由基。
- **重金屬污染：**包括中藥、海產、醫療填充物等所含的汞、鎘、鉛、砷、鎳、鋁等等，都會破壞粒腺體功能，造成腦、肝、心、腎的病變。
- **壓力：**輕度壓力可以幫助身體修復，但是慢性壓力或是短時間的巨大壓力，則會造成粒腺體衰退凋亡。
- **油炸以及糖類食物：**不要懷疑！如果你常吃炸雞及含糖手搖杯飲料，除了身體會發炎外，也會促使粒腺體功能變弱。
- **其他：**如藥物（尤其是化療藥）、過量酒精、食品防腐劑等等。

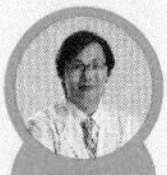

如何檢測你的粒腺體功能

一般進階的功能醫學檢測可以幫你檢視粒線體功能（老化指標），但現階段的體檢並不包括以下項目，你可以諮詢功能營養醫學醫師，項目包括：

・**氧化壓力指標：**也就是你的「生鏽指標」，包括細胞內脂質氧化壓力指標丙二醛（MDA）以及DNA損傷指標8-OHdG。

・**抗氧化維生素濃度：**血清中的維生素A、C、E、輔酵素Q_{10}、胡蘿蔔素、葉黃素、茄紅素等等，都可以檢測出來。這些資訊幫了我很多忙，因為可以幫患者量身打造個人專屬的營養醫學處方。

・**尿液有機酸檢測：**有機酸的檢測包括細胞粒腺體能量生成指標、維生素B群指標、神經傳導物質代謝指標、肝臟解毒指標、腸道菌相指標等等，根據我的觀察，肥胖朋友特別有粒腺體、肝臟解毒以及腸道菌相失衡現象。

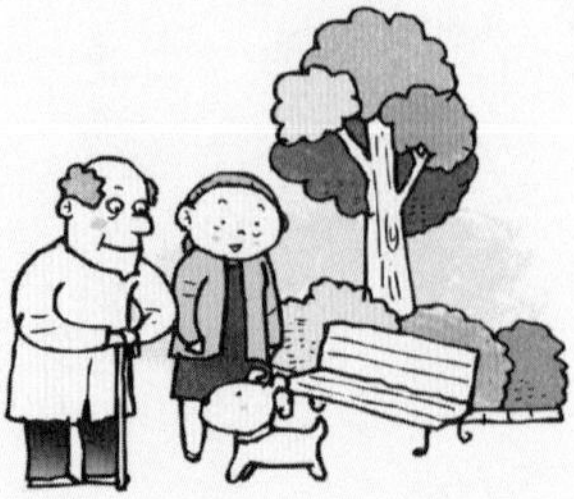

幫助細胞充電的金鑰食物及營養補充品

❶ 幫助細胞充電的金鑰食物

基本上我們日常的食物都含有各種抗氧化維生素，以下是各種抗氧化維生素的食物來源：

- **維生素A：**魚肝油、動物肝臟、蛋黃、牛奶、牛油、黃綠色蔬菜及水果，例如：青江菜、胡蘿蔔、菠菜、番茄、紅心蕃薯、木瓜、芒果等。
- **α及β-胡蘿蔔素：**胡蘿蔔、甘薯、南瓜、綠色花椰菜、四季豆、青豌豆、菠菜、萵苣、枸杞、哈密瓜、芒果、柿子、菠菜、羽衣甘藍、芥菜葉等。
- **茄紅素：**番茄、西瓜及紅葡萄柚等。
- **葉黃素：**菠菜、豌豆、蘿蔓、開心果、花椰菜、玉米、蛋、胡蘿蔔、奇異果等。
- **維生素E：**蔬菜油，如棕櫚油、向日葵油、芥花籽油、玉米油、大豆油和橄欖油等，其他如牛油、蛋黃醬、堅果種子類（如花生、向日葵瓜子、芝麻等）也都有。
- **輔酵素Q_{10}：**鯖魚、沙丁魚、鮪魚、牛肉、雞肉、花生、核桃、腰果、黃豆油、橄欖油、菠菜、花椰菜、豆類等。

- **維生素C**：蔬菜都有，如菠菜、甘藍、萵苣、胡蘿蔔、甜菜根、西印度櫻桃、番石榴、奇異果、荔枝、柿子、木瓜、草莓、柑橘、檸檬、哈密瓜、葡萄柚、覆盆子、芒果、藍莓、葡萄、西瓜、香蕉、蘋果等。

② 幫助細胞充電的功能性營養補充品

- **輔酵素Q_{10}（Coenzyme Q_{10}、ubiquinone、CoQ_{10}）**：輔酵素Q_{10}主要功能是在粒腺體內膜電子鏈上協助電子傳遞，以產生能量貨幣ATP，是身體細胞粒腺體產能的重要輔酵素。輔酵素Q_{10}本身還可以幫助其他抗氧化劑，如維生素C、維生素E還原，全面提高體內的抗氧化值。建議劑量為每日一百至三百毫克，如果配合左旋肉鹼（L-carnitine）、二十八烷醇及維生素B群，可以讓輔酵素Q_{10}吸收更佳。
- **α-硫辛酸（Alpha Lipoic Acid）**：也是參與細胞粒腺體能量生化運作的重要抗氧化劑。國際頂尖的抗氧化劑研究權威Dr. Lester Packer指出，硫辛酸只專一於抗氧化、抗自由基的作用，和同單位營養素比較，其抗氧化效益遠超過維生素C、維生素E、輔酵素Q_{10}。研究證實，硫辛酸能明顯提高糖尿病患細胞對胰島素的敏感度，並且可以預防高血糖造成的白內障病變；其他像是改善腦神經衰退、記憶力變差、肝臟解毒功能等，硫辛酸都有顯著效果。若是已經發生糖尿病末稍神經病變，可每天服用五百至六百毫克劑量，至於輕、中度的糖尿病患，每天只需服用兩百至三百毫克的硫辛酸保養即可。

- **維生素C：**維生素C是水溶性維生素，人體無法自行合成；維生素 C可以保護維生素A、還原維生素E，預防多元不飽和脂肪酸氧化，減少細胞受到自由基破壞攻擊，又有助於膠原蛋白的合成，建議每日攝取五百至兩千毫克。如果吃維生素C容易腹瀉，可改為對腸胃較不刺激的酯化維生素C。
- **白藜蘆醇（Resveratrol）：**來自葡萄、藍莓、桑椹等莓菓類中的白藜蘆醇，屬於類黃酮類，具有抗衰老、抗代謝症的效果。研究發現，白藜蘆醇具有抑制癌細胞生長、誘導癌細胞凋亡的作用，是目前抗老防癌的重點保健食品。
- **維生素E：**維生素E包含生育醇（飽和型，tocopherol）以及生育三烯醇（不飽和型，tocotrienol），而每一型又因其甲基結構位置不同，分為α、β、γ、δ四種，故維生素E總共有八種成分，最具生理活性的是α-生育醇。特別提醒讀者，天然維生素E的分子結構為右旋d-型式，而合成維生素E則為dl-型式。維生素E是一種脂溶性維生素，功用是清除體內自由基，有助防止細胞膜以及核膜多元不飽和脂肪酸和磷脂質被氧化，保護細胞的完整性，降低細胞癌變，健全免疫系統以及眼睛視網膜，防止脂褐素沉著於皮膚造成斑點的作用，並且可以減少血液中的過氧化脂質，降低罹患心臟疾病的發生率，建議每日攝取四百至八百國際單位。

實證

幫細胞充電成功減重實證

蔡先生在我的指導之下，補充輔酵素Q_{10}、魚油、白藜蘆醇複方植化素、機能性腸道益生菌、α-硫辛酸、維生素E、維生素D_3、排毒配方後，感覺活力增加，跑步耐力較好，且三個月瘦了五公斤。老婆說他晚上打呼改善了，血液總膽固醇也降到一百七十八，他還覺得自己更年輕了。我只能提醒讀者：減肥過程中，粒腺體營養素真的太重要了。

減重金鑰 7

戒斷甜食，啟動腦內減重革命

案例

你是否也有同樣困擾

一名減重多次都失敗的陳女士告訴我，每一次當她開始要力行減重計畫，不到十二小時就後悔了。她每天都要吃一到二條巧克力棒，一杯半糖去冰手搖杯，這習慣已經持續五年多。體重八十五公斤的她非常懊惱，她告訴我說，只要二天沒吃到巧克力以及手搖杯飲料，就會坐立難安、晚上失眠、心悸，白天也會覺得沒力氣。不可諱言，她覺得甜食對她來說，就像是毒品，已經成癮，無法自拔。

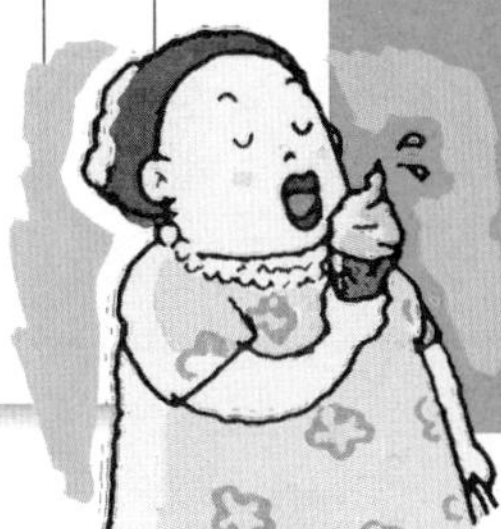

許多人一談起減肥過程，都會出現許多不愉快回憶，尤其在減重過程中必須拒絕喜

歡的食物或是甜點，那種痛苦就像毒癮戒斷反應一般難過。

一點都沒錯，甜食就是毒品！美國因為氾濫使用糖，造成六〇％以上的美國人肥胖。而台灣也不遑多讓，四處林立的飲料店以及甜點食品業，就是「糖」充斥的證據。有需求就有供應，但這需求是被培養出來的，因為糖就像毒品，會讓人上癮。

甜食是腦嗎啡會讓人無法自拔

我們大腦中許多神經傳導物質，都和我們的情緒息息相關，其中多巴胺（dopamine）接受器，就和愉悅、快樂等情緒有關，只要是讓你感到快樂的事情，都會刺激腦內多巴胺的分泌。

而「糖」這物質，除了讓舌頭味蕾跳動外，也會激活腦內的多巴胺受體，因此當你吃一口甜食或喝含糖飲料，大腦就會告訴你：「我愛上它了」。其實這並不是壞事，因為刺激多巴胺受體是有療癒作用的，問題是，甜食也會刺激腦內鴉片受體（Opiate receptor），這時就會逐漸產生對「糖」的依賴，再加上一般甜食熱量高，一不小心就會對甜食上癮，造成肥胖以及糖尿病後遺症。

我之前提過，肥胖的朋友憂鬱症比例高，許多人會說，吃甜食可以讓心情變好，所以雖然會肥胖，但為了治療憂鬱，像是鬆餅、蛋糕、冰淇淋、手搖杯飲料、巧克力等甜食，就不應該限制。但這種說法對嗎？

二〇一一年西班牙大學做了一項研究，六年內追蹤了八千九百六十四名受試者，發現常吃速食、披薩、甜食的人，罹患憂鬱症的比率比一般人高出四九％；碰巧的是，同年澳洲墨爾本大學也發表一項追蹤十年的調查，發現一千多名二十歲到九十三歲經常吃甜食、油炸、加工食品的女性，罹患憂鬱症的機率，比常吃天然食物的人要高出二•三四倍。

為何會這樣呢？其實原因很簡單，因為甜食雖然會增加血液中的多巴胺，但是長期下來，反而體內多巴胺會下降更多，造成憂鬱。結果，想要經由吃甜食帶來快樂的人，只好想辦法吃更高熱量的甜食，再加上心理依賴，當然就會踏上肥胖不歸路了。

許多減重失敗的女性朋友，都和陳女士一樣，對甜食的渴望始終揮之不去。這是因為在停止某些「嗜食」習慣時，人體會出現自律神經失調，或是加重原本的自律神經失調，導致減重最後以失敗收場。

要知道，自律神經分為交感神經以及副交感神經，這兩套神經系統巧妙的掌控了我們所有的生理反應，而且兩者是互相對抗的，也就是當交感神經亢進時，腎上腺可體松分泌會增加，讓我們心跳加快、血壓上升、瞳孔放大、皮膚出汗增加、失眠，然後造成生長激素、瘦體素、褪黑激素不足，導致胃口增加，會很想吃東西。而當副交感神經亢進時，則心跳減慢、血壓降低、瞳孔縮小、胃酸分泌增加、腸胃蠕動增加，造成消化吸收特別好，熱量容易以脂肪型式儲存。

聰明的讀者可以看出，一旦這兩大系統失衡，也就是自律神經失調後，交感神經亢進會讓人想吃東西，轉成副交感神經亢進，則吃進的食物很容易儲存，因此想不胖也難了。所以不管情緒是憂鬱或是急躁，或是合併自律神經失調，想打贏這場減重戰爭，就必須先打好心理戰，啟動腦內減重革命，克服自律神經失調。尤其是自律神經，一旦你能駕馭，對於血糖震盪所引起的自律神經失衡，必定能夠克服。

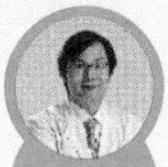

劉醫師小講堂

透過冥想式腹部呼吸，調理自律神經

自律神經調理首重舒壓，你可以選擇適合自己的舒壓方式，無論是旅遊、爬山、學習樂器、舞蹈、繪畫、書法、藝術欣賞、插花、聽音樂、打球、冥想、瑜伽、氣功、平甩功、宗教活動等等都可以。

在此我建議一種自律神經自我鍛鍊法，那就是練習「冥想式腹式呼吸」，也就是將分隔胸腔及腹腔的橫膈膜向下拉，以增加胸腔吸氣容積的呼吸法。你可試著將一手放在胸腔上，一手放在腹部肚臍上。開始用腹部呼吸時，眼睛先輕鬆閉著，吸氣時，嘴唇輕閉，讓氣從鼻孔吸入，腹腔前移以帶動橫隔膜下降，增加胸腔容積；吐氣時，嘴巴打開，腹腔內縮，此時橫隔膜會上升，將氣從嘴緩慢吐出，速度不宜過快。配合冥想，隨時隨地都可以做，這對緩解當下壓力相當有用，長期練習下來，可以增加腦內α腦波，幫助自律神經平衡，對抗減重初期的「嗜食」慾望，相當有用。

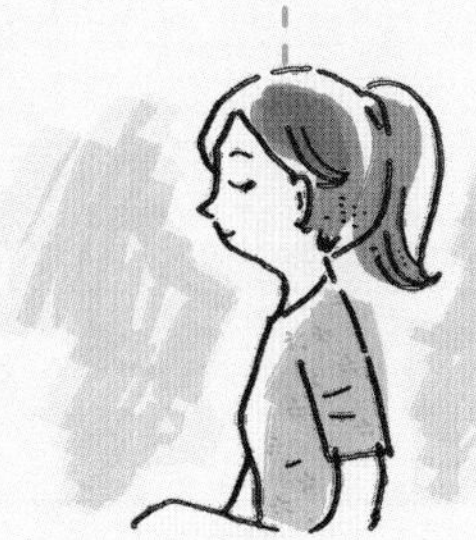

❶強化腦內革命的金鑰食物

對抗肥胖，要先健腦，有了健康的腦袋，我們才能有積極減重的動機。以下食物，含有健腦、抗憂鬱的成分，在減重過程中，可以適量攝取，以強化腦細胞的分子訊息，改善憂鬱傾向。

．**全穀類：**全穀類食物含有維生素E、維生素B群、葉酸、菸鹼酸、纖維素等，不僅是低升糖食物，對於神經功能以及記憶力，也都有強化效果。

．**雞蛋：**雞蛋富含完全胺基酸，對於腦細胞傳遞資訊的傳導物質來說，是不可或缺的營養素。另外，蛋黃中的卵磷脂，可以合成與記憶力和專注力有關的腦內傳導物乙醯膽鹼，而維生素A、E、B_6、B_{12}、葉酸和鋅等，則可降低失智風險。

．**小型深海魚：**例如鮭魚、鯖魚、秋刀魚、沙丁魚等，其富含的DHA，是腦細胞膜維持彈性、保有神經傳導流暢度的重要不飽和脂肪酸，不但能增強記憶力，還有抗憂鬱效果。大型海魚如旗魚或是鮪魚等，因為含有重金屬，長期大量攝取，反而可能造成

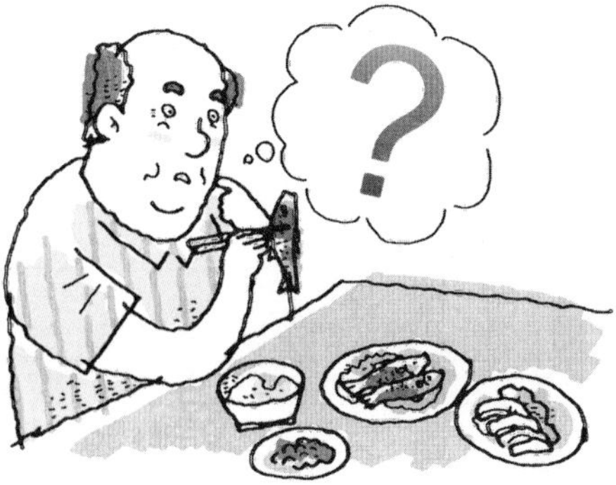

▲ **鮭魚、鯖魚、秋刀魚等富含 DHA 的小型深海魚，有助增強記憶力！**

腦細胞重金屬沉積，導致失智風險提高。

- **堅果類：** 像是核桃、腰果、榛果、杏仁、松子等等，屬低升糖食物，富含Ω3脂肪酸、維生素E、硒、硼等，可以讓腦細胞的膜電流活動順暢，讓人智能反應變得更靈敏。
- **莓果類：** 如藍莓、蔓越莓，具有豐富抗氧化花青素以及維生素C，可有效降低自由基對腦細胞的破壞，也可以促進神經傳導物質乙醯膽鹼的合成。
- **南瓜、南瓜籽：** 富含高劑量β-胡蘿蔔素以及鋅，可以提升文字記憶力，以及讓大腦思考力敏捷。
- **香蕉：** 含有色胺酸以及維生素B_6，可合成血清素，抗憂鬱，但一日以一根為限，否則反而會攝取過多熱量。

- **深綠色蔬菜**：尤其是菠菜，含有大量葉酸，可促進血清素的合成，幫助抗憂鬱。
- **脫脂牛奶**：含有豐富的鈣質，對於神經緊張、自律神經失調，有舒緩作用。

❷ 能健腦的功能性營養補充品

- **魚油**：直接補充天然魚油，可降低三酸甘油酯，改善腦細胞膜的組成，抗憂鬱，增加記憶力。有人提倡補充亞麻仁籽油，雖然它也是Ω3脂肪酸，但是需要身體內轉換，才能變成補腦的DHA，效果可能不如預期。
- **5-羥基色胺酸（5-HTP）和茶胺酸（theanine）**：可支持神經傳導物質GABA、血清素與多巴胺的平衡，促進α腦波形成，有助情緒放鬆。
- **維生素B_6、B_{12}、葉酸**：促進血清素和褪黑激素的生成。
- **鈣、鎂、維生素D_3**：能舒緩自律神經的緊張，抗焦慮，減少對甜食的依賴。
- **黃芩根萃取物（Chinese skullcap root）**：調節血清素以及GABA的合成，維持情緒的正向平衡。
- **人蔘萃取物**：含人蔘皂苷，可以改善下視丘——腦下垂體——腎上腺軸（HPA axis）的平衡，使情緒正向，增加抗壓力。

・**益生菌：**許多科學研究已證實，益生菌可以透過腸腦軸線（Gut-brain axis）來影響腦部的神經傳導物質，增加正面情緒，降低憂鬱症。

實證

腦內革命成功減重實證

陳女士在我的建議下，每日進行十次冥想式腹式呼吸，每次持續五到十分鐘，不但血壓心跳都恢復正常，她還感受自己每個細胞都活起來了。雖然會聽到腸子咕嚕咕嚕蠕動的聲音，但她對甜食的慾望已逐漸降低，甚至連喜愛的巧克力都戒掉了。再搭配維生素D_3、魚油、5-羥色胺酸等健腦功能性食品以及排毒餐，不但半年減了十公斤，連皮膚也都變好了。

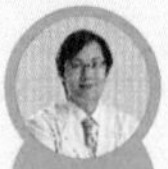

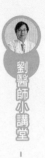

劉醫師小講堂

特殊營養補充品是減重終極法寶

老祖宗的「醫食同源」這句話已經告訴我們，藥補不如食補，而近二十年來，美國西方醫學已將營養素應用在疾病的預防及調理上，並證實有其成效。從實證醫學的角度來看，也讓醫師了解，在藥物治療疾病的醫療法則中，營養調理的重要性，的確不容忽略。

我是一位相信證據的醫師。十年前就以營養醫學處方研究過氣喘患者的營養療法，結果發現三十名參加氣喘營養介入試驗的患者，在嚴密的監控下，營養狀況大幅改善，生活品質也有顯著驚人的進步，我的這項研究結果，並發表在二〇一二年世界整合醫療期刊第一名的雜誌《Alter Med Rev》上。

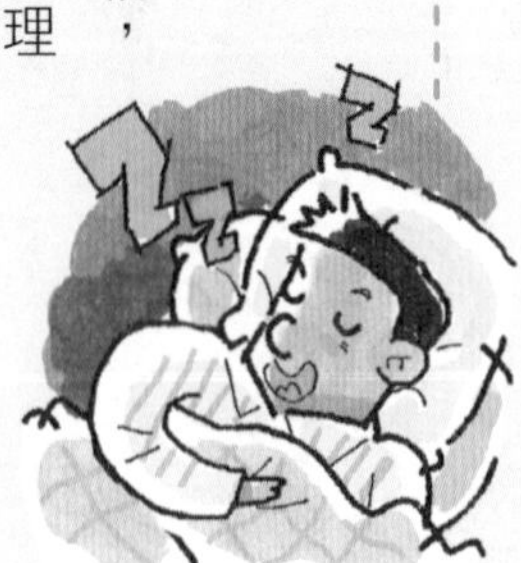

由於我兼任澄清醫院中港院區睡眠中心主任，經常要面對許多肥胖合併打呼以及睡眠呼吸中止症的病人，發現這些患者睡眠呼吸中止時，會造成血氧下降，發炎以及氧化壓力（生鏽指數）大增，因而有高血壓、中風、心臟病、憂鬱症、腎功能減退、性功能下降等症狀，甚至開車容易發生車禍，同時得到癌症的機率也大幅提升。（有關睡眠呼

吸中止症，有興趣的讀者可以參考我所著的《完全根治耳鼻喉疾病》一書）。由於呼吸睡眠中止症的患者大多數是肥胖的人，想要根本治療，最重要的就是一定要減重。

從文獻報告中，我發現含有啤酒花萃取物 RIAA 以及洋槐萃取物（Acacia nicolitica）的功能性食品，能幫助肥胖患者減輕體重，並降低膽固醇，代謝症指標降低四三%。主要是因為該成分可以調整細胞內訊息蛋白質激酶，甚至效益高於糖尿病用藥愛妥糖（pioglitazone）。於是，我在二〇一四年又做了一項營養介入的人體試驗，想以這類功能性食品，應用在重度睡眠呼吸中止症又肥胖的患者身上。

在通過人體試驗委員會同意後，我網羅了三十名符合條件的肥胖男性患者，除了給予美國 Metagenics 公司提供的特殊功能性食品以外，還加上魚油以幫助抗發炎，輔酵素 Q_{10} 和維生素 C 以幫助抗氧化。實驗共維持三個月，這段期間也請營養師輔導患者，將他們每日攝取的卡路里控制在一千六百大卡左右。

結果三個月下來，這些患者體重平均減了近八公斤，其餘包括頸圍、腰圍、腰臀比、BMI、體脂率、總膽固醇、壞膽固醇 LDL、三酸甘油酯、肝功能指數 GPT、腎功能指數肌酸酐、收縮壓、舒張壓、尿酸、發炎指數 CRP、氧化壓力指標 MDA 都有顯著下降，最重要的，呼吸中止症指標 AHI（Apnea-Hypopnea Index）也從每小時五十三次降到三十四次，患者的生活品質問卷量表也大幅改善。至於副作用呢？我必須承認，有，那就是他們的褲頭都鬆了，必須換尺寸比較小的褲子，且身形變好了，有些人甚至睡覺時已不用戴睡眠呼吸正壓儀器。

比較特別的是，這些實驗對象的好膽固醇ＨＤＬ居然往上提升。這表示血液中膽固醇清道夫增加了，更可以維護心血管的健康，降低未來腦中風以及冠心病的機會。另外，尿酸也下降，或許你不覺得這有什麼稀奇，但你要知道，如果是採用不健康的減重方式就會增加尿酸，容易造成關節痠痛，並損傷腎功能。

目前已經有研究顯示，有些營養素能改變脂肪細胞內的訊息，促進脂肪細胞萎縮，甚至減少脂肪細胞營養的供給，未來絕對是減重患者的福音。這些營養素包括薑黃素、辣椒素、胡椒鹼、ＤＨＡ、維生素Ｄ、苦瓜鹼、大蒜素中的大蒜烯、大豆異黃酮中的金雀異黃酮等，因此又稱作標靶營養（Targeted nutrition）。換句話說，以營養素調理體質，達到如同標靶藥物的效果已不是夢。

我建議想要減重的讀者，除了例行飲食調整、持續適度運動、改善生活型態以外，如果能諮詢懂得營養醫學以及功能醫學的專業醫師來協助減重，絕對是事半功倍，並且可以讓你在減肥同時，讓身體更健康！

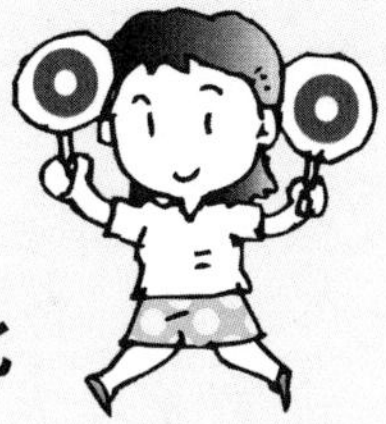

特殊營養補充品應用在「睡眠呼吸中止症」＋「肥胖」患者 3 個月後的各項檢驗數值變化

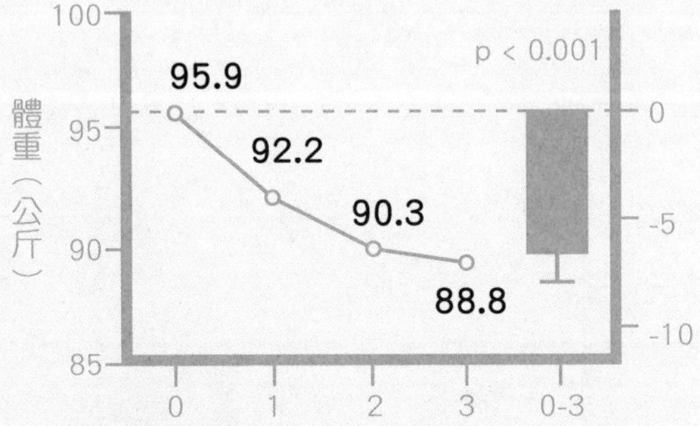

▲ 3 個月平均體重從 95.9 公斤減至 88.8 公斤。

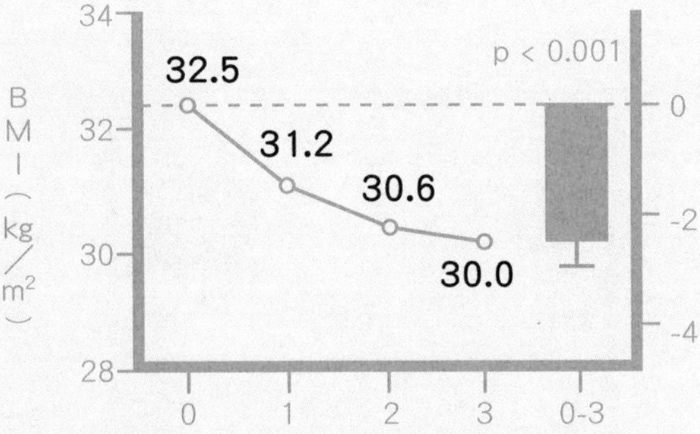

▲ 3 個月平均 BMI 從 32.5 減至 30.0。

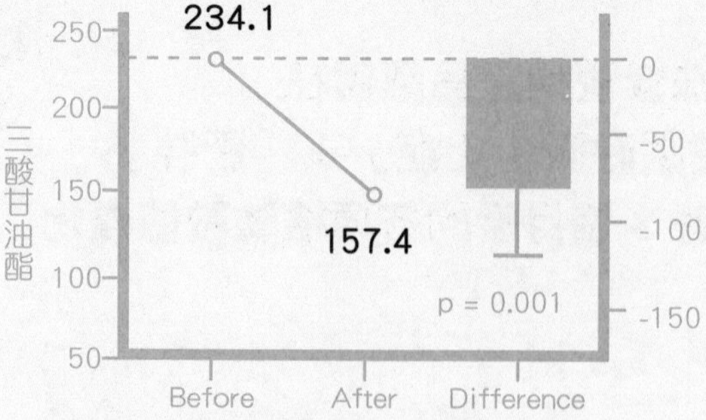

▲ 3 個月平均三酸甘油酯從 234.1 減至 157.4。

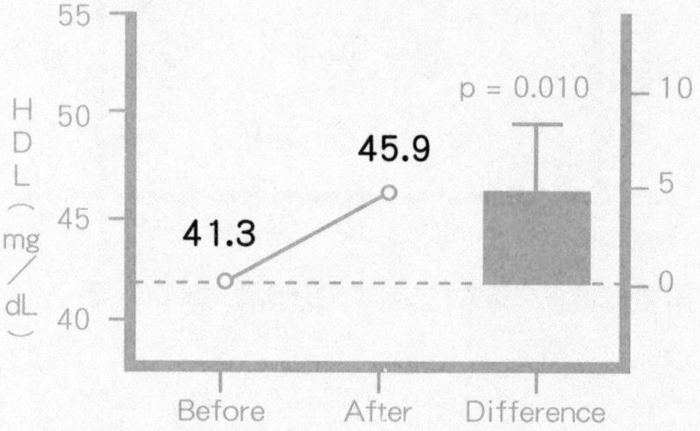

▲ 3 個月好的高密度膽固醇 HDL 從 41.3 上升至 45.9。

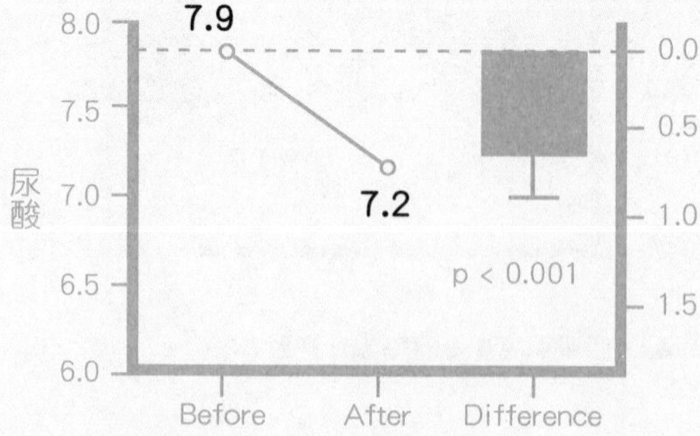

▲ 3 個月平均尿酸從 7.9 減至 7.2。

不復胖守則

Part 4

10 個減重必勝好習慣，讓你徹底告別肥胖

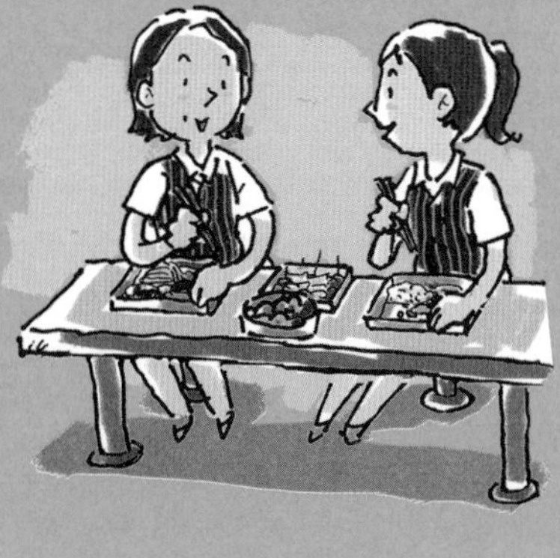

減重是長期抗戰，除了找出真正肥胖的原因外，更需要養成能助你一臂之力的「必勝好習慣」，才能讓這條減重之路走向康莊大道。這 10 個必勝好習慣，都只要在生活上做點小改變，用正向的心態看待自己，就能順利達成，迎向全新的生活。

必勝習慣1

選擇並控制主食熱量

在減重過程中，對於如何掌握食物的熱量，需要有一定了解，但我並不是要大家記住所有食物的卡路里，只要記住最重要的，也就是主食，尤其是澱粉類主食即可，這是想要長期維持適當體重、不復胖很重要的一點。在台灣，米飯或麵條就是主食，但這些食物偏偏熱量比較高，所以提醒想減重的你，千萬要注意。

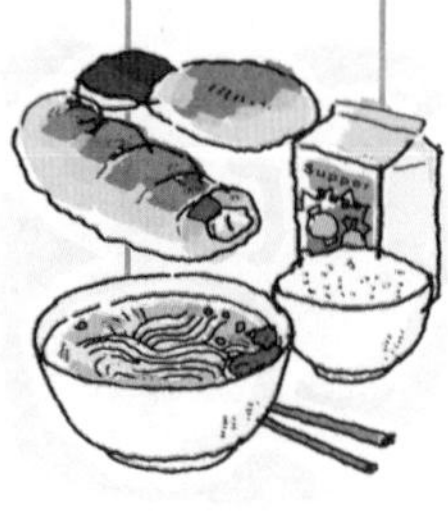

調整主食份量，也能輕鬆瘦

以一碗白米飯來說，通常就有兩百八十大卡，含有蛋白質約八克，醣類六十克左右，如果你中餐及晚餐每餐都吃兩碗飯，那一天光是白飯所帶來的熱量，就有一千一百二十大卡；如果減為一天兩碗飯，熱量就減為五百六十大卡；又如果每餐飯只吃半碗，那中餐及晚餐白飯的熱量就只剩下兩百八十大卡，所以如果能將每天白飯攝取量從四碗減到一碗，一天就可以減少八百四十大卡的熱量，一個月下來，就能減少兩萬五千兩百

控制好你的主食熱量攝取

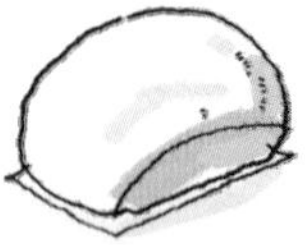

▲ 1 個大饅頭約 300 大卡

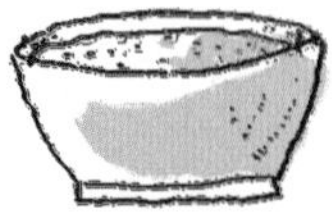

▲ 1 碗白飯約 280 大卡

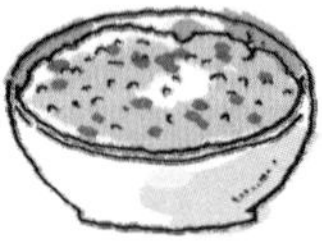

▲ 1 碗燕麥約 200 大卡

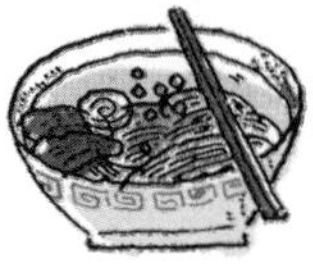

▲ 1 碗麵約 150 大卡

大卡（八百四十乘以三十）。通常，減少七千七百大卡可減一公斤，所以每日減少三碗飯的熱量，就能減少三・二七公斤（兩萬五千兩百除以七千七百），是不是很驚人呢！此外，如果能選擇糙米飯，還可以增加膳食纖維、B群（特別是B_1）、礦物質等營養素，且糙米飯的GI值（升糖指數）比白米飯低，比較適合想減重的朋友當做主食。

除了米飯外，薏仁飯的熱量與白米飯是一樣的，一個一百二十克的大饅頭也有三百大卡，一碗粥、麵或是米粉大約是一百五十大卡，至於大家所熟知，能降膽固醇的燕麥，五十克一碗的話，也將近二百大卡。換句話說，這些主食對想減重的朋友來說，都需要稍加控制。

常見食物熱量對照表

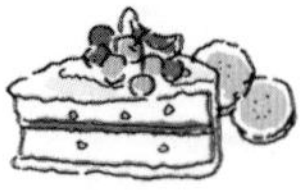

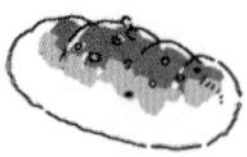

早餐類

品項	份量	熱量（大卡）	品項	份量	熱量（大卡）
純蛋餅	1 份	200	肉鬆蛋餅	1 份	380
燒餅油條	1 份	450	豬肉漢堡	1 個	400
總匯漢堡	1 個	610	卡啦雞腿堡	1 個	440
總匯三明治	1 個	400	鮪魚三明治	1 個	320
菠蘿麵包	1 個	300	紅豆麵包	1 個	250
飯糰	1 個	500	小籠包	6 個	600
鍋貼	6 個	400	肉包	1 個	280
蘿蔔糕	2 片	280	蔥油餅	1 張	450

午晚餐類

品項	份量	熱量（大卡）	品項	份量	熱量（大卡）
雞腿便當	1 份	850	排骨便當	1 份	800
控肉便當	1 份	900	豬腳便當	1 份	820
蝦仁蛋炒飯	1 份	650	肉絲蛋炒飯	1 份	650
三鮮燴飯	1 份	650	咖哩燴飯	1 份	350
肉燥飯	1 碗	450	餛飩麵	1 碗	500
陽春麵	1 碗	300	乾麵	1 碗	400
牛肉麵	1 碗	600	義大利麵	1 份	600
味噌拉麵	1 碗	400	豚骨拉麵	1 碗	400
炒烏龍麵	1 碗	600	什錦炒麵	1 碗	600
海鮮火鍋	1 份	800	炸肉圓	1 顆	490

飲料甜點及油炸類

品項	份量	熱量（大卡）	品項	份量	熱量（大卡）
全糖珍珠奶茶	750 毫升	550	紅茶牛奶	500 毫升	200
綠茶半糖	700 毫升	80	無糖豆漿	300 毫升	100
全脂牛奶	190 毫升	120	養樂多	100 毫升	70
低脂牛奶	300 毫升	120	黑咖啡	200 毫升	1
巧克力蛋糕	100 克	300	鳳梨酥	1 塊	200
炸雞排（巴掌大）	1 份	350	炸薯條	大份	400

總而言之，想要讓減重有成效，且長期繼續維持下去，建議你能稍加注意右頁常見食物的熱量，才不會一不小心又踏上了冤枉路。

掌握「水、菜、肉、飯」進食原則

當然，我也知道減少攝取主食來降低熱量，說來容易，但做起來是有難度的。特別是許多人少了主食會容易有飢餓感，這該如何克服呢？在此，我建議減重朋友以「水、菜、肉、飯」的順序來進食。在進餐前十分鐘，先喝三百到四百毫升的白開水，然後吃三到四份拳頭大小份量的蔬菜，再吃一份肉類，最後再吃米飯，這樣一來，不但能吃進高纖、低熱量的大量蔬菜，也能吃到蛋白質，至於熱量最高的米飯最後再吃，就不會攝取過多，如此一天可以順利減少三百到四百大卡熱量。如果不喝水，而先喝湯，也要注意不要喝到勾芡的湯，湯上的浮油也必須移除。掌握這種「水、菜、肉、飯」的進食順序，就能為外食便當族帶來不錯的效果，我自己在醫院，也是以這個原則來維持還算標準的身材，相信你也可以做得到。

必勝習慣2

喝果汁不如吃水果

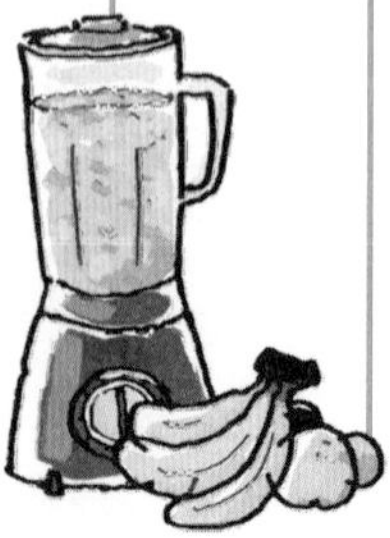

你是否也有「喝果汁可以減重」的迷思呢？如果有，小心越喝越胖喔！

想要減重，除了要了解食物的熱量，也不能不知道所謂升糖指數（Glycemic Index, GI）喔！在本章節的第一八四至一八五頁中「食物的升糖指數一覽表」，除了標示食物的熱量外，也有該食物的GI值。到底什麼是GI值呢？簡單來說，就是以一百克葡萄糖吃進肚子兩小時後，所造成血糖上升相對應時間變化所產生的面積為基準，定為GI值一百，其他同重量醣類食物吃進肚子兩小時後，所造成血糖上升與葡萄糖造成的血糖上升值做比較，就可以定出各種食物的GI值。

無纖果汁是高GI值食物

大家都知道，胰臟會分泌胰島素來幫助血糖恆定，但如果我們吃的食物GI值過高，體內的血糖就會快速上升，胰臟就得分泌大量胰島素來降低血糖，進而將糖轉化成脂肪，也就是會造成腹部內臟脂肪的堆積，這時候，體內血糖降低了，甚至還會出現低血糖反應，於是我們很快又產生飢餓感。

看到這裡，聰明的讀者應該已經知道了，如果你經常吃高GI食物，就會陷入「血糖高—胰島素高—降低血糖—脂肪儲存—血糖過低—飢餓感—想吃高GI食物」的惡性循環中，如果你是糖尿病、肥胖等代謝症候群的朋友，又經常吃高GI食物，要談減重或是控制血糖，就更不容易。

那麼，要如何區分食物的GI值高低呢？基本上，GI值大於七十的稱為「高GI食物」，小於五十五為「低GI食物」。大致說來，高GI食物有白米飯、白土司、馬鈴薯、果汁、薯條、洋芋片等，低GI食物有全穀類、冬粉、蔬菜、堅果等。不過食物的GI值也可能會變化，例如纖維多、顆粒多、油脂多、酸度高、較不熟成的蔬果食物，其GI值會較低，在這我要特別強調纖維量。有興趣的讀者可以參考一八五頁「食物的升糖指數一覽表」。

纖維是控制血糖的重要營養成分，纖維分為可溶性及不可溶性纖維：

・**可溶性纖維：**包括果膠、植物膠、半纖維素，常見於花椰菜、胡蘿蔔、馬鈴薯、蘋果、柳丁、木耳、愛玉、燕麥、柑橘、大麥、海藻、寒天等，功用為控制血糖及血脂肪、增加飽足感、增加糞便體積。

・**不可溶性纖維：**包括木質素、纖維素、部分半纖維素、幾丁質，常見於糙米、各類麥麩、花椰菜、馬鈴薯、胡蘿蔔、堅果、豆類、香蕉、柳丁、蘋果等，功用為可吸附膽酸、增加糞便體積、降低大腸癌變以及降低大腸憩室炎。

現今許多朋友都喜歡將大量水果以調理機打成汁後濾渣，本意是希望可以吃進水果中的植化素，卻忽略了調理機會破壞大量粗纖維及維生素C，如果同時含有四、五種水果，這類少了纖維的水果汁，就成了高GI值飲品，對血糖以及體重控制反而有害。

臨床上我碰過許多患者，為了健康理由，每日將蘋果、鳳梨、香蕉、奇異果、芭樂等一次打成一杯果汁，加上三餐主食熱量沒有注意，結果不但三酸甘油酯以及血糖值飆高，而且容易發胖，這就是高GI值惹的禍。所以我建議只要牙齒還能咀嚼，水果儘量用咬的，且應儘量優先攝取低GI值水果。

喝咖啡綠茶得注意咖啡因攝取量

另外，每日喝杯黑咖啡或是綠茶，對減重的確有幫助，但切記絕不能加糖或奶精，

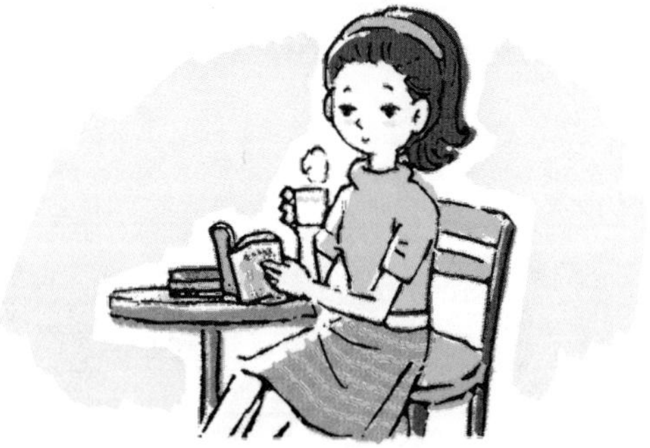

▲ 無論喝咖啡或綠茶，請掌握不加糖或奶精原則，才不會攝取多餘熱量或反式脂肪。

也不要喝三合一咖啡，因為這樣會攝取多餘熱量及反式脂肪。

咖啡因有利尿作用，且會增加基礎代謝率，無形中對身體脂肪的堆積是有抑制的作用。但是坊間有書籍鼓吹一天喝三杯以上黑咖啡，聲稱可更有效率幫助體重控制，其實這是有風險的。

一般建議每日咖啡因攝取量約兩百毫克，以連鎖咖啡店的咖啡來說，大約是每日一杯中杯黑咖啡的劑量，如果大於三百毫克以上，可能會出現心悸、手抖、血壓上升、失眠、躁鬱、腸道機能失衡，長期下來，會造成自律神經失調，引發更多身體不適，賠了夫人又折兵。所以喜歡喝咖啡的朋友，請一定要注意每日咖啡因攝取量。

種類	GI值	熱量（大卡）	目測大小	實際重（克）
水果類				
蘋果（去籽帶皮）	低	60	7分滿	120
芭樂（去蒂含籽）	低	60	8分滿	140
水梨（可食）	低	60	7分滿	150
柳橙（帶皮帶籽）	低	60	10分滿	200
葡萄柚（帶皮帶籽）	低	60	7分滿	180
火龍果	低	60	6分滿	110
水蜜桃（去籽帶皮）	低	60	7分滿	125
玫瑰桃（去籽帶皮）	低	60	6分滿	105
奇異果（去皮）	低	60	7分滿	100
蜜棗（去籽帶皮）	低	60	8分滿	100
香蕉（可食）	低	60	5分滿	60
愛文芒果	低	60	7分滿	140
草莓（去蒂）	低	60	14個	150
聖女番茄	低	60	約20個	170
黃金聖女番茄	低	60	約10個	170
櫻桃	低	60	8個	85
加州葡萄（連皮帶籽）	低	60	10個	120

種類	GI值	熱量（大卡）	目測大小	實際重（克）
水果類				
巨峰葡萄（連皮帶籽）	中	60	10個	120
葡萄乾	中	60	1平匙	18
蓮霧（可食）	中	60	12分滿	180
木瓜（可食）	中	60	7分滿	100
鳳梨	中	60	8分滿	115
哈密瓜	中	60	7分滿	170
香瓜（可食）	中	60	7分滿	140
小玉西瓜	高	60	8分滿	170
西瓜	高	60	9分滿	220
荔枝	高	60	7個	185
龍眼	高	60	10個	130

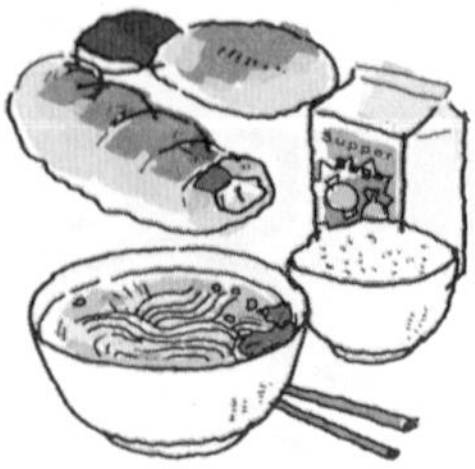

食物的升糖指數一覽表

GI 值標示：低 =55 以下，中 =56-69，高 =70 以上（避免或減少攝取量）

種類	GI 值	熱量（大卡）	目測大小	實際重（克）
主食類				
全穀米（熟）	低	313	10 分滿	200
薏仁（熟）	低	304	10 分滿	200
蓮子（生）	低	126	3 平匙（42 顆）	38
黃帝豆	低	112	10 分滿	100
豌豆仁	低	95	5 平匙	100
日本山藥（去皮）	低	78	5 分滿	100
牛蒡（去皮）	低	104	10 分滿	100
玉米（含梗）	低	130	1 根	260
蓮藕	低	78	10 分滿	100
芋頭（去皮）	低	140	5 分滿	100
冬粉（熟）	低	105	10 分滿	100
義大利麵（熟）	低	104	8 分滿	100
筆管通心麵	低	157	10 分滿	100
全麥穀粉（乾）	低	81.6	3 平匙	20
雜糧麵包	低	80	約 5*4 cm	30

種類	GI 值	熱量（大卡）	目測大小	實際重（克）
主食類				
糙米飯（熟）	中	280	10 分滿	200
地瓜（去皮）	中	120	6 分滿	100
米粉（熟）	中	108	10 分滿	100
全麥土司（10*10cm）	中	102	1 片（薄）	35
小米（熟）	中	293	10 分滿	200
綠豆（熟）	中	66	3 平匙	75
燕麥（乾）	中	98	3 平匙	25
生馬鈴薯（去皮）	中	80	6 分滿	100
馬鈴薯（熟，去皮）	高（78）	80	6 分滿	100
薯條（中薯）	高（107）	330	11 分滿	100
白米飯（熟）	高	252	8 分滿	200
稀飯（熟）	高	126	8 分滿	200
南瓜（去皮）	高	68	6 分滿	100
陽春麵（熟）	高	124	10 分滿	100
中式拉麵（熟）	高	185	10 分滿	100
白土司（10*10cm）	高	91	1 片（薄）	30
法國麵包（11*6cm）	高	73	2 片（薄）	30
小餐包（無餡，7*8cm）	高	100	1 個	35
貝果（10*10cm）	高	240	1 個	90

- 下列圖示的湯匙及碗量為本表所述的實際重
- 食物的升糖指數會因不同食物來源、品種、成熟度及烹調加工方式等而有差異

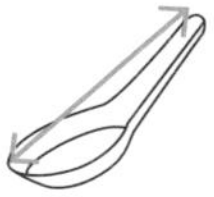

匙：全長 14cm

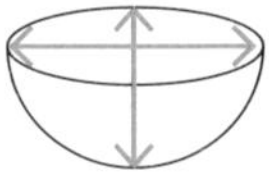

碗：直徑 11.5cm

深度：5cm

必勝習慣 3

撰寫自己的飲食日記

你相信嗎？大多數減肥成功人士，每日多少都會把飲食內容記錄下來。你也許會問：有必要這麼麻煩嗎？的確，如果你已經對各類食物的熱量了然於胸，那當然不必，但是，如果你完全搞不清楚狀況，藉由每日飲食日記，再經過營養師專家解惑，你的減肥之路必定事半功倍。

找我做減重諮詢的朋友，我通常會建議他每日寫減重日記，為何呢？看完以下例子，你就能知道飲食日記的重要性了。

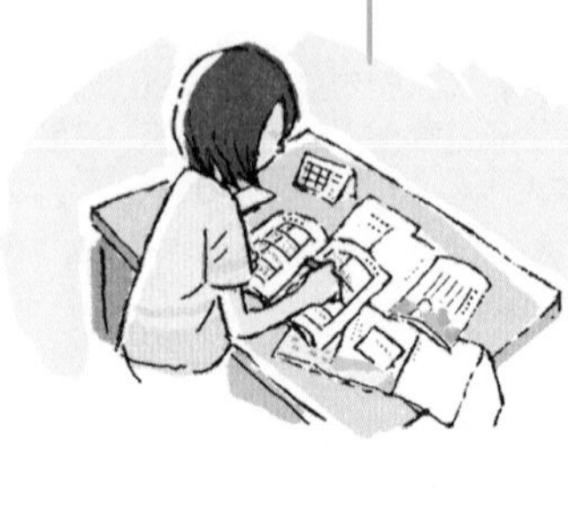

充分掌握飲食攝取技巧不復胖

張小姐因為肥胖加上脂肪肝，肝功能指數GPT長期在六十左右，於是我開了一些功能營養醫學處方，以促進代謝及抗發炎，並請她寫下自己的飲食日誌。結果身高一百六十五公分的她，三個月內體重就從七十九公斤減到六十八公斤，半年後，體重

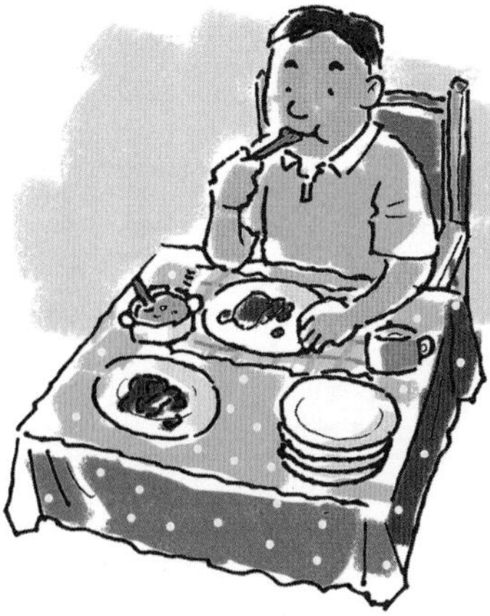

▲把每日的飲食記錄下來，有助了解個人的飲食型態。

更降到六十公斤。從她的飲食日記中，我們可以看到她真的很用心，每日總熱量攝取都在一千三百大卡以下，而且一週運動五次，最後她的脂肪肝全部改善了，而且因為飲食內容的記錄，也讓她能充分掌握飲食攝取技巧而不再復胖。

而另一位減重老是失敗的張先生，從他的飲食日記也不難發現他無法控制體重的原因，因為他偶爾會有一天低於兩千大卡，但是一週總有兩天失控，一天的總熱量攝取高達三千五百大卡，如此一來，要如何減重呢！

我建議讀者，如果時間允許，最好勤奮記下每日進食食物內容，有營養師指導最好，沒有的話，也可以對照本書前面所提供的熱量對照表，輕鬆掌握每日熱量喔！

減少應酬及外食次數

想要有效減重，且效果持續不打折的重點就是——限制應酬或是外食次數。但同樣在外面吃飯，外食族和應酬族是有些不同的。

王先生曾經因為冠狀動脈心臟病接受開心手術，肥胖的他被醫師警告一定要減重，否則心臟病復發風險高。後來體重七十一公斤、BMI二十九的他，幾乎天天在家開伙，經過飲食習慣改變以及營養醫學調理，體重在一年內減了六公斤。不過兩年後，他的體重又悄悄回到七十公斤，他百思不得其解，懷疑是不是年紀大基礎代謝率低造成的。後來在我的「逼問」下才發現，雖然他幾乎都在家吃飯，太太的料理也很均衡，但當他病情穩定後，每週總有兩三次會和好朋友相約到餐館打牙祭。我請他將應酬點的食物以及必喝的酒記錄下來，請營養師換算之後赫然發現，他一餐幾乎就吃進了一千兩百到一千七百大卡，換句話說，應酬三次等於吃進二到三天的卡路里，這樣如何能不復胖呢！

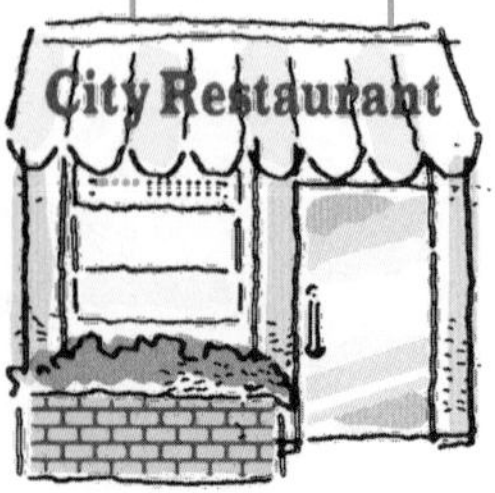

高油、高鹽、高糖，是外食族過重主因

一般外食族則稍稍不同。如果吃的是雞腿或是排骨便當，熱量大約是七百到八百五十大卡，就算一天有二餐這麼吃，只要早餐控制得宜，一天的總熱量還是可以控制在兩千大卡以內，雖說熱量偏高，但總比應酬一餐來的好。

讀者如果常常自己做菜就知道，家裡的調味料其實不多，但餐廳為了吸引顧客上門，料理特色就是「高油、高鹽、高糖、高熱量」。要知道，這四高都是健康的大敵，其中最危險的，恐怕就是高鹽了。我們知道鹽攝取過多會造成高血壓、冠心病、腎臟病，還和胃癌有密切關聯，另外，攝取過多的鹽，還會造成身體組織鈉過多，進而水腫，形成水腫發炎性肥胖體質。衛福部曾建議國人每日鹽攝取量以不超過六克為限，不過目前世界衛生組織（WHO）已經將每日鹽攝取量降到五克，也就是每日鈉攝取量為兩千毫克。

那麼我們如何知道自己吃進多少鹽呢？不妨參考下頁的「鹽量轉換表」！

總而言之，外食以及應酬會讓你在不知不覺中攝取過多熱量與鹽份，破壞減重成果，如果真要應酬，應把握一週一次為限，並且限制外食應酬的酒精攝取量，才不會讓體重悄悄回升。

鹽量轉換表

▶ 1 克食鹽（氯化鈉） ＝ 400 毫克的鈉

▶ 1 茶匙食鹽（5 毫升）＝ 6 克食鹽
＝ 2400 毫克鈉
＝ 2 又 2/5 湯匙的醬油（36 毫升）
＝ 6 茶匙味精
＝ 6 茶匙烏醋
＝ 15 茶匙番茄醬

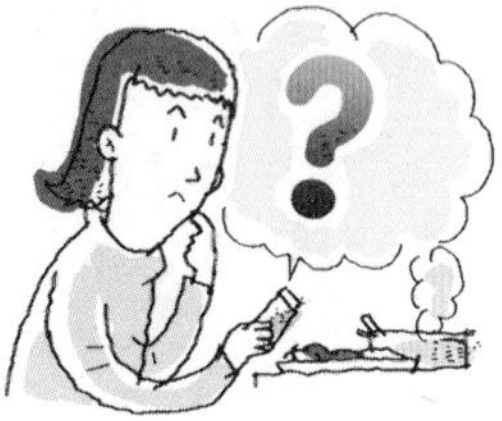

▶ 如果是包裝食品，每 100 克鈉含量超過 500 毫克就屬「高鈉食品」，應該儘量避免。

▶ 常見調味料來說，每 100 克所含鈉量如下：

- 低鈉鹽：18341 毫克
- 鮮雞精：17522 毫克
- 雞湯塊：16862 毫克
- 醬油：5084 毫克
- 辣椒醬：5070 毫克
- 無鹽醬油：3260 毫克
- 烏醋：1571 毫克
- 番茄醬：1116 毫克

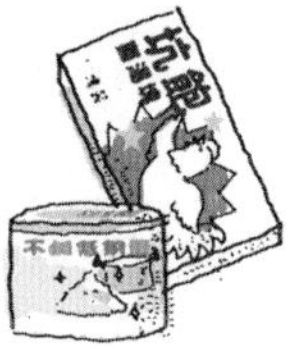

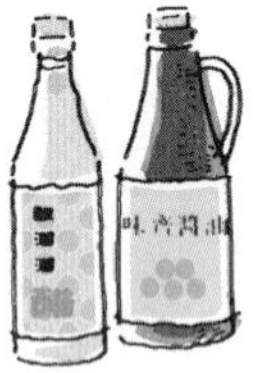

* 低鈉鹽或是薄鹽醬油，是以「鉀」取代「鈉」，對已有腎臟病或是有早期腎病變的人來說，是有風險的，因為會造成血鉀過高，引發心律不整。

必勝習慣 5

尋找麻吉戰友

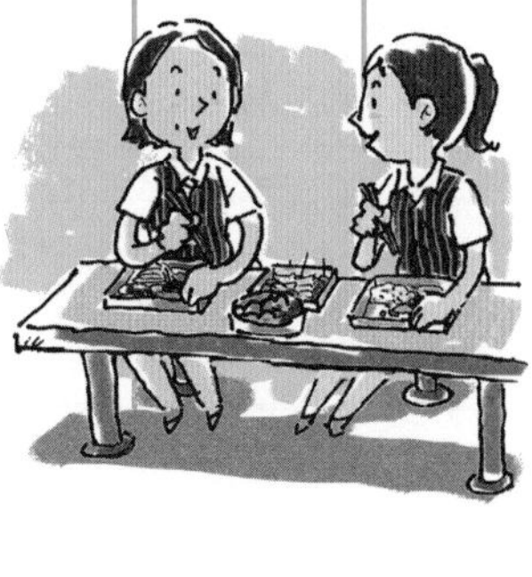

減肥這個戰役是長久戰，如果能在減重路上，有良師益友相伴，或是有同樣肥胖的家人、朋友一起擬訂目標，一起抗戰，成功機會絕對會比孤軍作戰來得高喔！

從國民健康署辦理「健康體重管理計畫」以來，有研究發現，獨自一人減重，容易缺乏競爭和意志力，即使做出完美的減重計畫，最終會因為缺乏旁人督促，一不小心就放棄。因此建議大家以三、五好友「揪團減重」，成立減重小組相互激勵與提醒，以一公斤不嫌少、五公斤不嫌多的「小額捐油」原則，讓減重工作持續有效地進行，大大提高成功的機率。

這個揪團減重計畫實施到二〇一五年初，已經有兩百八十九萬人次參加，統計共減掉四百四十七萬多公斤，且原本體重過重或肥胖的參與者，以健康減重方式回復正常體位者，累積超過二十萬人次。對此，國健署的結論是：揪團減重，過程比較有趣，而且效果提升三倍。

一名醫院護理師告訴我，她半年內從原本的七十一公斤減到五十八公斤，且減肥之所以成功，是因為參加院內員工組成的減脂俱樂部。這個俱樂部有將近二十位想減重的朋友，他們會一起研究食譜，且固定每週五天進行一個小時的有氧運動。雖然她一度因為運動傷害想退出，但整個團隊戰友都鼓勵她，讓她有勇氣繼續參加。此外，設定減重目標，也是有同儕壓力的。她說，晚上想吃宵夜時，隊長還會出其不意地以LINE群組發出簡短訊息，激勵大家。最後，這個俱樂部連假日也會一起相約去爬山、射箭、參觀有機農場等。她不諱言，就是因為有這些麻吉戰友，她才能減肥成功。

另外，王先生的例子也很有意思。他因為體重九十公斤，有嚴重打鼾、睡眠呼吸中止症、高血壓、糖尿病等問題前來找我治療，我告訴他只有減重才能讓他重拾青春，他說他也知道這道理，卻沒有十足的動力。我看了看陪他前來的太太及兒子，都有肥胖情形，突然有一靈感：「你們一起減重吧！」沒想到，獲得全家共鳴，從那天起，全家人就成為減重麻吉戰友，他們互相激勵，三餐儘量在家自己煮，並切實將體重記錄在客廳牆上的「幸福全家體重記錄表」上。如果哪位家人體重停滯不前，其他家人還會在牆上貼標語鼓勵。結果一年後，王先生體重降到七十八公斤，他的血壓、血糖藥，從原本一天六顆，減到一天只需吃半顆。他告訴我，全家團結力量大，問題是他兒子因為減肥有成，體格健壯，桃花不斷，讓他有些困擾。

所以，親愛的讀者們，不要猶豫，請尋找麻吉戰友和你共同擬定目標，一起減重吧！

必勝習慣 6 戒掉 3C 產品上癮症

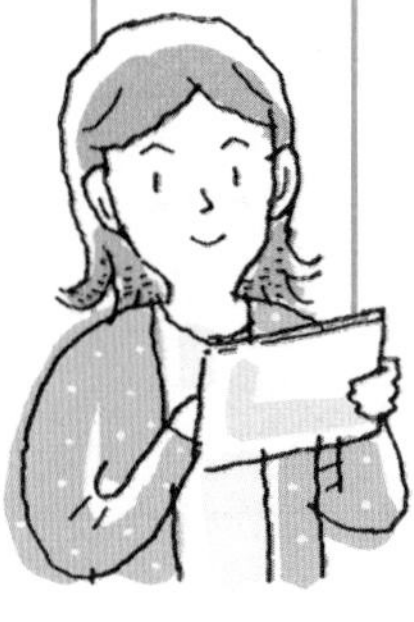

Couch potato（沙發馬鈴薯）這名詞想必大家都不陌生吧，指的是終日坐在沙發上舒適看電視，或是懶得出去運動的朋友，長久下來必定會有一個後遺症，那就是「小腹肥胖」。而且研究還發現，這些沙發族的腦袋瓜，也因長期習慣被動性的資訊輸入，使大腦神經細胞連結退化，記憶力、理解力越來越差，大腦老化更快。

研究也發現，從吃完飯坐下來半小時開始，食物分子就開始分解，最後轉化成脂肪儲存在腹部內臟裡，若再加上邊看電視邊吃零食、甜點，那麼想要減重，簡直是天方夜譚。且現在上班族大多是坐在辦公桌前，用電腦處理文書作業，幾乎都坐了一整天，回家若再看個電視、滑個手機，一不小心，就成了久坐一族。

這些因為看電視、滑手機以及操作電腦、3C產品所形成的久坐族，衍生出來的健康問題其實很嚴重，依照世界衛生組織（WHO）的評估報告指出，目前全球每年有兩百萬人直接或是間接死於「久坐」所造成的原因，WHO更大膽預言，二〇二〇年時，全球有七成的疾病，是因為坐太久所引起的，主要就是因腹部內臟脂肪持續累積，造成血管硬化、發炎、自由基累積、老化、血栓等後遺症。

臨床上我注意到減重無法持久，或是經常復胖的朋友，很習慣一坐下來就看電視、玩電腦以及滑手機，因此若想要徹底擺脫肥胖，就必須戒除3C上癮症，包括電視癮、手機癮以及電腦癮。我建議想減肥的朋友，可以掌握以下幾點訣竅，就能在減重路上事半功倍：

- **能站就不坐，能坐就不躺：**站著看電視也許覺得不可思議，但是站著比坐著更有助於消耗熱量。
- **邊看電視，邊運動：**包括騎飛輪、騎室內腳踏車、或是在跑步機上快走；也可以邊坐

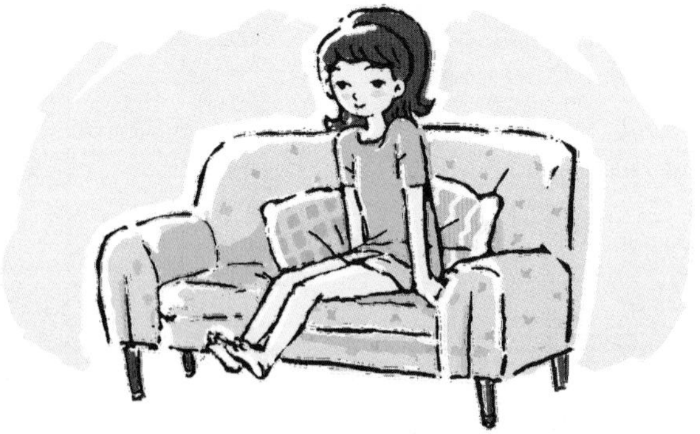

▲ 坐在椅子上時，別忘了將單腳或雙腳抬起，順便運動喔！

邊抬腿，或手舉啞鈴，不但能讓你享受看電視的樂趣，也可同時幫助燃脂，增加胰島素敏感性，預防脂肪肝及糖尿病。

- **打電腦，請設定時間：**利用鬧鐘或是智慧型手機，設定三十分鐘為一週期，時間一到，馬上站起來活動筋骨三到五分鐘，放鬆頸椎，放鬆眼球，促進循環代謝。
- **電視、電腦旁千萬不要放零食及飲料：**久坐已經很可怕了，如果再一口接一口吃零嘴，肯定會陷入肥胖的深淵。
- **多喝水：**如果一定要吃點什麼，就喝水吧！其他如喝茶或黑咖啡都可以，但不可以加糖喔！如果要吃水果，請挑一種低升糖指數的水果，如去籽芭樂、奇異果、聖女小番茄、半顆蘋果、半顆火龍果等都行。

必勝習慣 7

打造優質睡眠環境

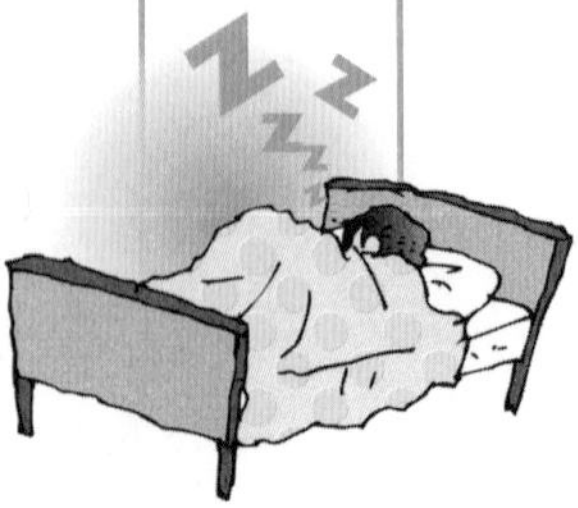

還記得我說過睡得好可以幫助減重吧！不過一些失眠朋友不是很難入睡，就是睡眠容易中斷，這樣不但體重不易控制，還容易罹患憂鬱症、心血管疾病、甚至癌症。

因此想維持減重效果，一定要有優質睡眠，以下是優質睡眠環境的設計重點，提供給讀者參考：

- **全黑**：不要有任何光線，也不要開小夜燈，除非是為了安全考量；窗簾要能完全隔絕外界燈害，即使是月光也一樣，如此一來，才能讓腦內褪黑激素充分發揮效果，幫助入睡。如果還是有無法避免的餘光，建議可以戴眼罩，也有一樣的效果。
- **無聲**：任何一點聲波進入腦內，多少都會影響睡眠品質，可以用吸音材質的厚窗簾，打造低音量的睡眠環境，如果還有噪音干擾，可使用隔音耳塞，也有幫助。
- **低電磁波**：國外研究發現，電磁波可能干擾腦波，縮短深度睡眠，因此所有電子用品，包括手機、電腦都不應放在臥室中，臥室內的電視，則應有屏障隔離。

- **睡前應避免興奮飲品：**咖啡、茶葉、可可、可樂等含咖啡因的飲品，都會讓大腦皮質興奮，影響睡眠。不過，每個人代謝咖啡因的肝臟酵素有所差異，有人睡前喝咖啡照樣睡得好，有人中午喝杯咖啡，到了晚上仍覺得興奮，無法入睡，所以要視個人狀況調整。
- **不宜飲酒：**有人習慣睡前喝些酒來幫助入睡，酒精可以幫助放鬆，有助入睡沒錯，但酒精也會干擾睡眠快速動眼期REM腦波，讓人不易熟睡，容易半夜驚醒，長期下來反而會造成睡眠障礙。而且酒精熱量偏高，減重的朋友真的不適宜喝酒。
- **注意寢具適合度：**包括枕頭、床墊、被單等，過敏朋友應使用防塵蟎寢具，並挑個適合自己頸椎的枕頭，才有助於熟睡。
- **調整溫溼度：**濕度六〇%至七〇%，室溫二十五℃至二十六℃，是最適合睡眠的溫溼度。
- **睡前活動宜輕柔：**睡前運動會造成交感神經興奮，影響睡眠。睡前一小時應關掉電視及3C產品，聽輕音樂，配合閱讀書籍，睡前半小時可靜坐冥想，這些都有助於培養睡意。

另外，晚餐也應注意下列原則，否則容易影響睡眠：

- **不宜吃太多產氣食物：**如豆類、地瓜、馬鈴薯、芋頭、玉米、茄子等，會造成腸道過度蠕動，干擾睡眠。
- **不宜吃含酪胺（tyramine）太多的食物：**如培根、熱狗、乳酪、巧克力、番茄、柑橘類，否則會刺激腎上腺分泌過多正腎上腺素，造成睡意全消。
- **刺激胃酸分泌的食物應節制：**如太甜、辛辣的食物，否則可能會造成胃酸逆流，影響睡眠。當然也不宜吃太飽。

最後，要提醒常失眠或是睡眠中斷的朋友，不妨補充可以幫助睡眠的營養素，包括褪黑激素、色胺酸、維生素B_6、B_{12}、葉酸、鈣、鎂等，如果不知如何使用，可以請教醫師。

必勝習慣 8

運動不是越激烈越好

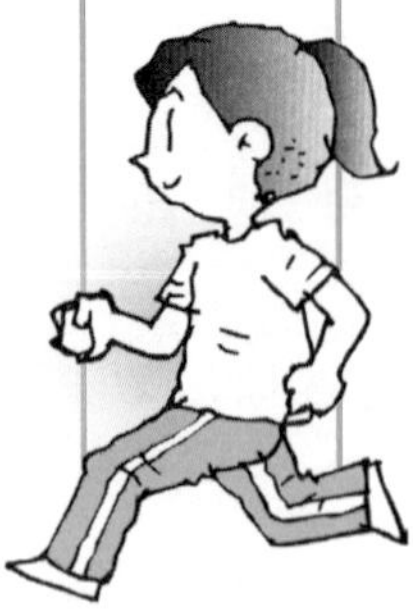

想要維持減重成果的條件之一是「適度運動」，但許多減重失敗的朋友不是痛恨運動，就是突然失心瘋的發狂運動，結果造成運動傷害，導致不願或不能運動而無法延續減重成效，實在可惜。

我在前面章節提過，運動是減重的必要條件，運動的目的有二：

- **確保減掉的是脂肪，而不是肌肉：**如果減重之後，體脂率反而上升，肌肉組織卻消失，那就麻煩了，如此很容易陷入溜溜球效應，而且體力也會越來越糟。
- **促進基礎代謝率維持或增加：**如果減重只靠熱量控制，長期下來可能會造成基礎代謝率下降，反而要用更多力氣來維持體重。

現在有許多網站教人如何運動，當然很方便，但請務必小心，因為每個人的體質不同，一不小心，就可能造成運動傷害。我的建議是，如果經濟上許可的話，可以到健身中心或是俱樂部，跟著老師做有氧運動，或是找教練一對一指導，必定能幫你找到對的運動方式。

如果想自己養成運動習慣，其實也不難，請掌握以下「ATM」法則：

- **A表示 attainable，「可達成的」：**不管選什麼運動，請找隨時隨地可以方便運動的項目，譬如快走、慢跑、登山、騎飛輪、舉啞鈴、伏地挺身、仰臥起坐、瑜伽、有氧舞蹈、跳繩等等。球類運動需要球場或是球伴，游泳也不錯，但要找到適合的游泳池，有時不見得方便。總之，就是要找到一種或數種方便執行的運動項目。

- **T表示timing，「定時」**：每日安排一個屬於自己運動的時間，不要求快求速。法國營養專業權威費德里克‧薩德曼博士（Dr. Frédéric Saldmann），在其所著的《激活身體自癒力》一書中提到：「運動就像刷牙」，我相當認同。我們都知道飯後要刷牙，因此你也應該選擇一個固定時間來運動，例如早晨六點半去慢跑，或是晚飯後騎飛輪，或是早晚兩個時段跳繩健身，並且循序漸進。剛開始十分鐘也好，慢慢增加為十五分鐘。以習慣理論來說，只要三週就可以養成習慣了。我建議運動儘量在早上執行比較好，因為研究顯示，早晨運動比晚上運動的人，睡眠品質較好。
- **M表示measurable，「可測量的」**：測量什麼呢？包括身體生理參數以及運動持續時間、頻率等。你可以為自己做一個簡單表格，以日為單位，包括體重、體脂（如果有儀器的話）、BMI、血壓、腰圍、運動時間、運動項目計數（如今日慢跑多久、計步器上走路走多少、有氧運動多久、伏地挺身幾下、游泳游多久、跳繩跳幾下），甚至可以記錄睡眠時間。當然，現在有許多APP軟體也可以輕易將這些資訊記錄下來，記住，這些身體生理資訊，可以隨時提供你調整運動的參考依據。

必勝習慣 9

不輕易相信網路謠言

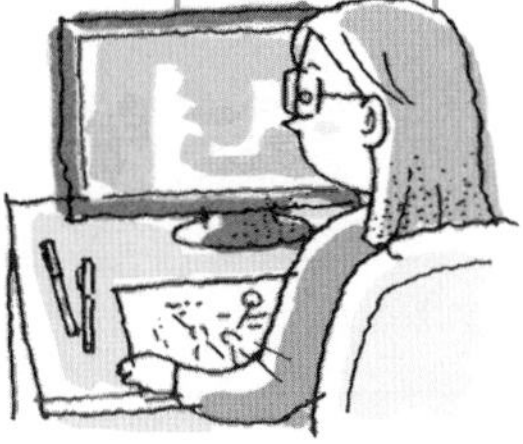

便利的網路雖給人帶來方便，但也會帶來災難。

一九九三年左右，台灣曾從東南亞引進一種叫做「守宮木」的減肥菜，號稱可以快速減重，當時在菜市場婆婆媽媽推波助瀾下，瞬間造成轟動，但是它所造成的嚴重危害，才悄悄開始。

當時我還只是住院醫師，應母親要求，到另一家醫學中心探視一名阿姨，原來她因為連續食用守宮木長達一個多月，造成肺部發炎水腫，甚至開始纖維化，最後連氣管插管給予氧氣也無法挽回她的生命。

原本我以為這只是個案，後來二〇〇六年又應另一名親戚要求，探視一位五十歲的女士，原來她也是這種減肥菜的受害者，只是她當初吃的量沒那麼多，但也造成肺纖維化，肺功能嚴重下降至三〇%，隨時都要帶著氧氣筒，因為等不到適當的機會換肺，結果也在二〇〇八年往生。我記得探視她的時候，家境相當好的她透露著千萬個不甘，後悔自己為什麼會去吃那種減肥菜！

這就是隨意聽信謠傳，害人害己的明顯案例。現在的網路世界也是謠言滿天飛，許多未經證實的醫學知識胡亂傳播，看了常令人搖頭。

一名二十歲出頭的營養系學生，有一次在我上完課時，靦腆的來找我，肥胖的她，臉部紅腫不說，還冒了許多痘痘。她拿了幾盒藥丸給我看，說因為想要減肥，所以上網看到名人推薦的保健食品，號稱一個月就能輕鬆瘦六到八公斤，結果她花了八千元，買了兩個月份的「瘦身保健食品」，剛開始狂拉肚子，是瘦了一些，但是全身皮膚紅腫過敏。我看了一下，包裝袋上並沒有任何成份說明，檢查學生肝功能指數後，發現GPT已上升到九十（正常值需小於四十），囑咐她趕緊停藥，過了兩個月肝功能才回復正常，臉上紅斑也才消失。

還有一名頭暈女患者，我無論用什麼藥都無法斷根，後來詳問病史，才知道這名女士從網路搜尋減肥建議，每日都喝紅酒加上三餐高量起司。這種飲食方法會攝取大量酪胺，引起後顱窩椎基底動脈緊縮，導致偏頭痛以及頭暈，所以她的頭暈症狀才一直無法斷根。而這種高熱量的錯誤方法，不但未讓她瘦下來，反而讓她頭痛、頭暈，差點連工

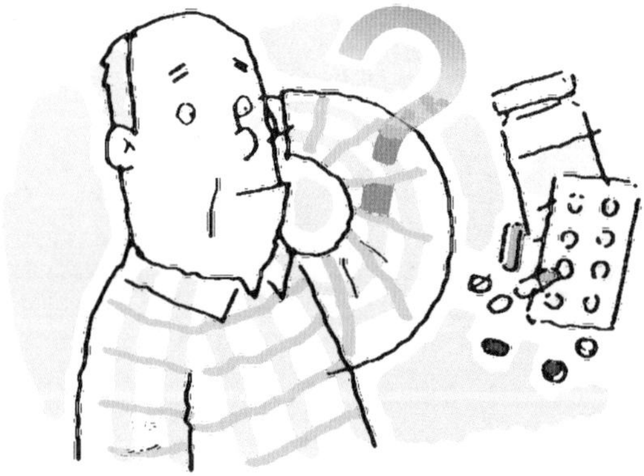

▲ **減重沒有一步登天或捷徑的，千萬別誤信偏方隨便採用。**

作都不保。

其他如睡前喝豆漿減重法、巧克力減重法、香蕉減重法、洋蔥水減重法、果汁減重法、檸檬汁減肥法、吃肉減重法等等，都是網路謠言，讀者切莫隨便採用。此外，就算是運動，因個人體質不同，也不能將網路運動達人的運動處方照單全收，否則可能造成運動傷害，反而得不償失。

我建議，如果你聽到或看到感興趣的減重方法時，建議先請教醫師、營養師，才能避免賠了夫人又折兵。

必勝習慣10

用心愛自己多一些

減重，當然是目標，但是你有真心愛自己嗎？因為，只有真心愛自己，才會有持續動機及意念，來完成減重目標。

現在請你找一個安靜的地方，坐定後，將左手放在左胸心臟區，右手放在腹部肚臍區，然後用「心」感受心臟跳動的頻率以及強度，用右手去感受腹式呼吸的起伏變化；這心跳及呼吸就是生命。你如果愛自己的話，就會在潛意識中出現強烈的自我感受，感恩自己的存在。

「我思，故我在」，請告訴自己：「我愛自己。」當你傳達這種意念波時，源源不絕的意志力會被強化，並震盪傳導到腦內，當你用雙手感受自己的心跳和呼吸時，就能感受自己生命的存在，也能幫助你養成良好習慣，維持減重的戰鬥力。你可以每天對自己說：

1. 我因為愛自己，我會拒絕高熱量甜食以及加工食品。

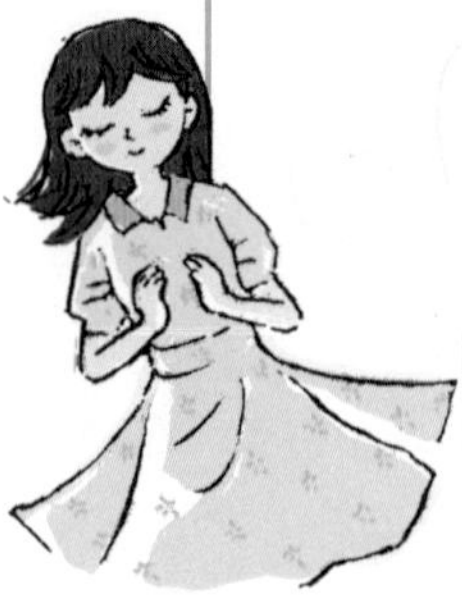

2. 我因為愛自己，我會多吃蔬菜以及水果。
3. 我因為愛自己，我會儘量以白肉和豆類補充蛋白質。
4. 我因為愛自己，我會儘量晚餐七分飽。
5. 我因為愛自己，我會戒掉吃宵夜的習慣。
6. 我因為愛自己，我不任意以絕食來減重。
7. 我因為愛自己，我不會以藥物來幫助減重。
8. 我因為愛自己，我會每日維持四十分鐘輕至中度運動。
9. 我因為愛自己，我會定期量血壓以及脈搏。
10. 我因為愛自己，我會注意檢驗血糖、血脂肪、肝腎功能指標。
11. 我因為愛自己，我會與醫師或營養師討論減重營養品的攝取種類及劑量。
12. 我因為愛自己，晚上絕不熬夜。
13. 我因為愛自己，我會每日喝水至少兩千毫升。
14. 我因為愛自己，我會養成每日排便的習慣。
15. 我因為愛自己，我會儘量自己下廚。
16. 我因為愛自己，我會戒菸以及不酗酒。

17. 我因為愛自己，我要學會放鬆，不讓壓力纏身。
18. 我因為愛自己，所以我要學會尊重他人，不去傷害他人。

一位企業家說過：「人生最大的資產不是財富，而是健康與時間。」的確，大家都知道健康最重要，可是遇到越來越精緻、高熱量的美食，可能就忘記了。因此，我認為每個人一定要多愛自己一些，花些時間做健康管理，否則，當肥胖造成疾病，尤其是癌症或中風時，就後悔莫及了。

還記得和尚鑿井的故事嗎？有兩個和尚在山上修行，他們輪流下山取水，唯一不同的是甲和尚每日會到後院挖洞，乙和尚並不知道甲和尚在做什麼？過了兩年，突然大旱，乙和尚大驚：「完了，山下沒水了。」這時甲和尚就帶著乙和尚到後院，一看居然有一口井，井內有源源不絕的井水。這個「每日鑿井」的小故事，可以提醒想要減肥的朋友，多多愛自己，每日為健康鑿井，一定能夠為自己鑿出一口活井，帶來源源不絕的健康活力。

拒當外食族

Part 5

烹飪示範
劉博仁 醫師

食譜設計
葉恩彤 營養師

劉博仁醫師的健康減重餐！

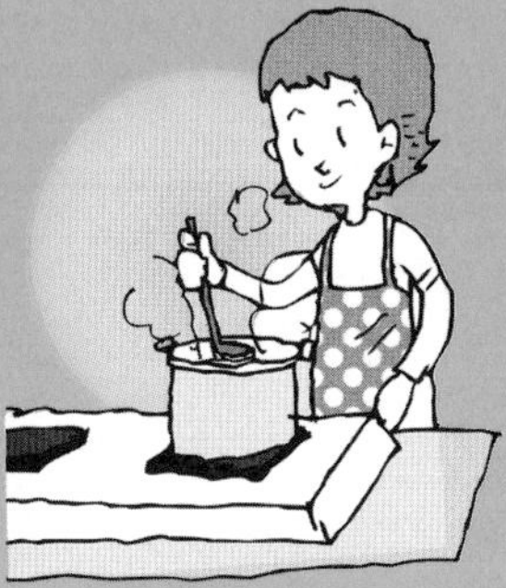

外食料理大多高油、高鹽、高熱量，吃多了不但會讓減重成效大打折扣，長期下來對身體更是一大傷害。其實自己做料理，沒有你想像中麻煩，有些甚至不用 10 分鐘就可以輕鬆上菜。現在，就讓我們一起動手試試，這 12 道營養師專業設計的健康料理，為你的健康及減重加油吧！

12 道健康美味的減重料理

約30分鐘完成，約405大卡

❶香蔥鮭魚飯

份　量：1人份

食　材：無刺鮭魚70克（2份）、白米60克（3份）、洋蔥丁25克（1/4份）、蔥1根、白芝麻5克、薑片2片

調味料：純釀醬油少許、水60毫升、米酒少許、海鹽少許

步　驟：❶米洗淨瀝乾，放入電鍋內鋪平，加入60毫升的水、純釀醬油。
❷將鮭魚抹上少許米酒和海鹽醃15分鐘。
❸鍋子中央鋪平擺放洗淨的鮭魚片；兩側放入薑片。
❹蓋上電鍋蓋，按下煮飯鈕。
❺跳起後暫緩開蓋，續燜15分鐘。
❻燜好後開蓋，先將薑片夾除，用飯勺將飯和鮭魚先拌勻。
❼加入蔥花和白芝麻拌勻即完成。

約10分鐘完成，約300大卡

❷麻油蛋糙米米粉

份　量：1人份

食　材：有機蛋1顆（1份）、糙米米粉乾重40克（2份）、高麗菜100克（1份）、薑片5片、枸杞10粒

調味料：麻油1茶匙、米酒5毫升、水適量、海鹽少許

步　驟：❶糙米米粉泡水，剪段。
❷將薑片煸香後加入1茶匙麻油。
❸原鍋加入適量的水煮至滾。
❹水滾後加入高麗菜、糙米米粉至熟。
❺加入蛋、枸杞及適量的海鹽提味。
❻起鍋加入少許的麻油和米酒即完成。

約30分鐘完成，約430大卡

❸南瓜魚片煲

份　量：1人份

食　材：去皮鯛魚片70克（2份）、帶皮南瓜100克（1份）、綠花椰菜100克（1份）、紅蘿蔔50克（0.5份）、新鮮香菇100克（1份）、無糖豆漿150毫升（0.6份）

調味料：橄欖油1茶匙、水適量、海鹽適量、咖哩粉少許

步　驟：❶鯛魚片切小塊，抹薄鹽略醃；南瓜、紅蘿蔔洗淨後切片；綠花椰洗淨後切小朵；香菇切半備用。
❷起油鍋煎香鯛魚塊，先取出備用。
❸加入南瓜、紅蘿蔔以小火炒至有香味。
❹加入花椰菜及香菇續炒。
❺加入豆漿及適量水淹過食材。
❻加入煎香之鯛魚片，以中小火將豆漿煮滾。
❼加入海鹽及咖哩粉調味即完成。

約15分鐘完成，約180大卡

❹雙菇香紅葵

份　量：1人份

食　材：秋葵75克（約6根）、杏鮑菇50克、洋菇50克、紅蘿蔔40克、豬小里肌（瘦）35克、薑片5片

調味料：橄欖油1茶匙、純釀醬油適量、海鹽適量、水適量

步　驟：❶秋葵以海鹽搓除細毛洗淨後，去除蒂頭，稍加汆燙後切半。
❷紅蘿蔔、里肌肉洗淨後切絲；杏鮑菇、洋菇洗淨切片。
❸起油鍋輕煸薑片。
❹加入紅蘿蔔絲、肉絲拌炒約2分鐘。
❺加入秋葵、菇類續炒。
❻加入調味料，鍋邊淋入適量水。
❼煮至入味即完成。

約10分鐘完成，約140大卡

❺塔香烘蛋

份　量：1人份

食　材：洋蔥25克、蘑菇2朵、九層塔葉1米杯量、鮮雞蛋1顆

調味料：橄欖油1茶匙、海鹽少許、黑胡椒適量

步　驟：
❶洋蔥洗淨切末，蘑菇洗淨後切片；九層塔葉切細絲；雞蛋打成蛋液備用。
❷起油鍋，炒香洋蔥末至透明。
❸加入蘑菇片煸香。
❹淋入蛋液、九層塔及調味料，煎至雙面熟後即完成。

約20分鐘完成，約220大卡

❻紅茄毛豆丁

份　量：1人份

食　材：牛番茄1顆、脫莢毛豆仁50克、白豆干40克（約名片大小）、蔥2根、蒜頭3瓣

調味料：橄欖油1.5茶匙、海鹽少許、粗粒黑胡椒粉少許

步　驟：
❶將毛豆汆燙至熟，備用。
❷將番茄去蒂切丁；豆干切丁。
❸蔥切丁分蔥白及蔥綠；蒜切末。
❹起油鍋，輕煸豆干丁至微黃。
❺加入蔥白及蒜末炒出香味。
❻加入番茄丁、毛豆仁續炒約3分鐘。
❼加入鹽、蔥綠略翻炒，撒上黑胡椒粉調味即完成。

約10分鐘完成，約110大卡

❼蒜味蝦

份　量：1人份

食　材：新鮮草蝦120克、蔥1根、九層塔葉少許、蒜2大瓣

調味料：橄欖油1茶匙、海鹽適量、米酒少許

步　驟：❶蔥、九層塔及蒜洗淨，分別切蔥花及蔥段；九層塔、蒜頭切末，備用。

❷草蝦洗淨後，剖背去除腸泥。以廚房紙巾吸去多餘水分，均勻撒上海鹽，略醃。

❸起油鍋，中火，將草蝦放入煎至七分熟。

❹加入蔥段、蒜末煸香。

❺倒入半煎熟草蝦快速拌炒，加入米酒、海鹽、蔥花拌炒均勻，加蓋燜熟收汁。

❻開蓋加入九層塔拌炒即完成。

約20分鐘完成，約150大卡

❽彩椒溫沙拉

份　量：1人份

食　材：雞胸肉30克、黃甜椒40克、紅甜椒40克、甜豌豆40克、檸檬半顆、蒜頭5瓣

調味料：橄欖油1茶匙、海鹽適量、粗粒黑胡椒粉少許

步　驟：❶紅、黃甜椒洗淨切薄絲；甜豌豆洗淨撕除頭尾；蒜頭切末；檸檬榨汁，備用。

❷取1茶匙橄欖油煎熟雞胸肉至微金黃色，待涼剝絲備用。

❸滾水先汆燙甜豌豆至熟；加入紅、黃甜椒稍加汆燙撈起。

❹取1空碗入雞胸肉絲，熟甜椒絲、熟甜豌豆、蒜末、海鹽、黑胡椒粉、檸檬汁及0.5茶匙橄欖油，拌勻即完成。

⑨ 什錦鮮蔬全麥湯麵

約20分鐘完成，約395大卡

份　量： 1人份

食　材： 黑木耳50克、金針菇50克、油菜100克、紅蘿蔔20克、濕豆腐皮60克（2片）、全麥麵條（乾）40克、芹菜10克

調味料： 橄欖油1茶匙、水適量、海鹽適量

步　驟：
1. 將油菜、金針菇洗淨切小段備用。
2. 黑木耳、紅蘿蔔、濕豆腐皮洗淨切絲。
3. 全麥麵條煮熟；芹菜切末備用。
4. 起油鍋炒香紅蘿蔔絲與豆腐皮。
5. 續入黑木耳、金針菇、油菜拌炒。
6. 加入熟麵條及適量水煮滾後，以海鹽調味，撒上芹菜末拌勻即完成。

⑩ 蒜燒烏魚

約30分鐘完成，約210大卡

份　量： 1人份

食　材： 烏魚70克（2份）、老薑5片、蒜苗1根、紅甜椒少許

調味料： 米酒10毫升、苦茶油1茶匙、海鹽適量、醬油1茶匙、水適量

步　驟：
1. 清除烏魚內臟並洗淨，以米酒、海鹽醃10～15分鐘。
2. 清洗老薑、蒜苗及紅甜椒，分別將老薑切片、蒜苗切斜段及紅椒切粗絲備用。
3. 起油鍋，放入烏魚，雙面煎至上色後轉小火。
4. 加入薑片、蒜白炒香，並加入醬油、適量水燒至入味。
5. 加入蒜綠及紅椒絲稍燜片刻即完成。

約20分鐘完成，約180大卡

⑪牛蒡炒豆皮

份　量：1人份

食　材：牛蒡40克、紅蘿蔔30克、四季豆（敏豆）50克（約5條）、濕豆皮60克（2片）、柴魚片5克、蔥絲少許

調味料：醬油15克、水適量

步　驟：❶牛蒡洗淨以刀背刮除去皮切絲；紅蘿蔔洗淨切絲；敏豆切段；濕豆皮切絲備用。
❷起油鍋，炒香紅蘿蔔絲、敏豆段。
❸加入牛蒡絲、豆皮絲拌炒。
❹倒入醬油、水、柴魚片，煮至入味。
❺撒上蔥絲點綴即完成。

約20分鐘完成，約220大卡

⑫青蒜燒豆腐

份　量：1人份

食　材：板豆腐160克、蒜苗3根、辣椒1根

調味料：油1茶匙、海鹽適量、純釀醬油適量、水50毫升

步　驟：❶板豆腐切約1.5公分片狀，抹些許薄鹽，置入瓷盤中。
❷蒜苗切斜段，分蒜白及蒜綠。
❸起油鍋輕煸蒜白及辣椒至有香氣。
❹放入板豆腐、水、調味料，以中小火燒至入味。
❺放蒜綠，續燜1分鐘即完成。

小叮嚀：建議料理選用的海鹽，儘量選擇「含碘」的海鹽（甲狀腺亢進者除外）。

<table>
<tr><th>週四</th><th>週五</th><th>週六</th><th>週日</th></tr>
<tr><td>・高麗菜包 1 個
・無糖豆漿 260 毫升</td><td>・中型烤地瓜 1 個
・茶葉蛋 1 個</td><td>・黑芝麻燕麥粥
（黑芝麻 1 匙、燕麥片 3 匙）</td><td>・水煮蛋 1 顆</td></tr>
<tr><td>320 大卡</td><td>220 大卡</td><td>160 大卡</td><td>75 大卡</td></tr>
<tr><td>・蒸魚便當
（建議飯減半，加 1 份青菜）</td><td>・招牌便當
（建議飯減半，加 1 份青菜）</td><td>・烤鮭魚定食
（建議飯減半，加 1 份青菜）</td><td>・蒜香蛤蠣清炒義大利麵
・烤鮭魚佐沙拉
（建議油醋醬）</td></tr>
<tr><td>600 大卡</td><td>600 大卡</td><td>600 大卡</td><td>690 大卡</td></tr>
<tr><td colspan="4">建議飯前先喝 350 ～ 500 毫升溫水，待 20 分後，
再吃 1 顆小蘋果或小芭樂或 1.5 顆蓮霧（60 大卡），
可發揮止饑作用</td></tr>
<tr><td>・高麗菜水餃 6 顆
・燙青菜 2 份
（不淋肉汁）</td><td>・香蔥鮭魚飯
無刺鮭魚 70 克、糙米 60 克、洋蔥丁 25 克、蔥 1 根、白芝麻 5 克、薑片 2 片，純釀醬油、海鹽少許</td><td>・什錦鮮蔬全麥湯麵
黑木耳 50 克、金針菇 50 克、油菜 100 克、紅蘿蔔 20 克、濕豆腐皮 2 片、乾全麥麵條 40 克、橄欖油 1 茶匙、海鹽適量</td><td>・南瓜魚片煲
去皮鯛魚片 70 克、帶皮南瓜 100 克、綠花椰菜 100 克、紅蘿蔔 50 克、新鮮香菇 100 克、無糖豆漿 150 毫升、海鹽適量、橄欖油 1 茶匙、咖哩粉少許</td></tr>
<tr><td>280 大卡</td><td>405 大卡</td><td>395 大卡</td><td>430 大卡</td></tr>
<tr><td>1260</td><td>1285</td><td>1215</td><td>1255</td></tr>
</table>

專業營養師的一週減重菜單示範 ❶（自煮＋外食）

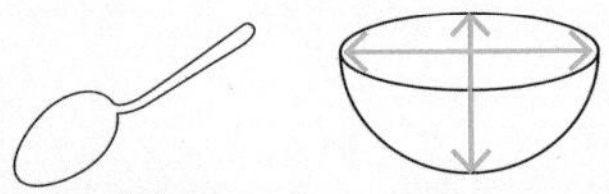

	週一	週二	週三
早餐	・全麥蔬菜蛋吐司 ・黑咖啡 300 毫升 270 大卡	・全麥蔬菜捲 ・無糖黑豆豆漿 240 毫升 220 大卡	・全麥饅頭夾蛋 ・黑咖啡 300 毫升 300 大卡
午餐	・滷雞腿便當 （建議飯減半，加 1 份青菜） 650 大卡	・烤鯖魚便當 （建議飯減半，加 1 份青菜） 650 大卡	・鍋燒麵 1 碗 500 大卡
午點	建議飯前先喝 350 ～ 500 毫升溫水，待 20 分後，再吃 1 顆小蘋果或小芭樂或 1.5 顆蓮霧（60 大卡），可發揮止饑作用		
晚餐	・陽春湯麵 （小碗不喝湯） ・海帶 1 份 ・豆干 1 份 300 大卡	・餛飩湯 1 碗（不加油蔥） ・燙青菜 2 份（不淋肉汁） ・滷蛋 1 顆 270 大卡	・自助餐 滷豆腐 1 份 青菜 2 碗 清蒸魚 1 份 410 大卡
熱量（大卡）	1280	1200	1270

週四	週五	週六	週日
・薏仁紅豆燕麥粥 紅豆 1/4 碗、小薏仁 1/4 碗、燕麥 1 茶匙、寡糖少許、低脂鮮奶 240 毫升	・綠金吐司捲＋溫綠茶 240 毫升 燙熟蘆筍 5 支、荷包蛋 1 顆、全麥吐司 2 片	・芝麻豆漿飲＋五穀饅頭 黑芝麻粉半茶匙、無糖豆漿 240 毫升、五穀饅頭半顆	・南瓜銀耳紅棗湯＋荷包蛋 南瓜片 1 碗、白木耳 50 克、紅棗 5 粒、雞蛋 1 顆、油 1 茶匙
240 大卡	325 大卡	275 大卡	225 大卡
・咖哩飯 雞里肌 1 碗、洋蔥半碗、紅蘿蔔少許、豌豆仁半碗、鮮香菇 3 朵、咖哩粉和油少許 ・糙米飯半碗	・木須肉絲 四季豆 10 根、黑木耳絲 1 碗、里肌肉絲半碗（生 70 克）、薑絲少許、橄欖油 1 茶匙 ・清炒大陸妹 大陸妹 1 碗、橄欖油 1 茶匙 ・五穀飯半碗	・雙菇香紅葵 秋葵 6 根、杏鮑菇 50 克、洋菇 50 克、紅蘿蔔 40 克、里肌肉 35 克、薑 5 片、油 1 茶匙、海鹽適量 ・清炒芥藍 芥藍 1 碗、橄欖油 1 茶匙、鹽適量 ・黑豆糙米飯 2/3 碗	・素炒三絲 牛蒡絲半碗、筊白筍絲 1 碗、玉米筍絲 1 碗、薑絲少許、油 1 茶匙、海鹽適量 ・辣炒蒜苗蝦仁 蒜苗 3 根、草蝦仁 6 隻、里肌肉片半碗、辣椒片少許、油 1 茶匙、蠔油適量 ・黑豆糙米飯半碗
500 大卡	505 大卡	530 大卡	520 大卡
建議飯前先喝 350 ～ 500 毫升溫水，待 20 分後，再吃 1 顆小蘋果或小芭樂或 1.5 顆蓮霧（60 大卡），可發揮止饑作用			
・蒜燒烏魚 烏魚 70 克、老薑 5 片、蒜苗 1 根、紅甜椒少許、苦茶油 1 茶匙、海鹽適量、醬油 1 茶匙 ・薑絲黑木耳 黑木耳 1 碗、薑絲少許、橄欖油少許 ・蒜香秋葵 1 碗 秋葵 1 碗、橄欖油少許 ・糙米飯半碗	・彩椒溫沙拉 雞胸肉 30 克、黃甜椒 40 克、紅甜椒 40 克、甜豌豆 40 克、檸檬半顆、蒜頭 5 瓣、橄欖油 1.5 茶匙、海鹽和粗粒黑胡椒粉適量 ・清炒菠菜 菠菜 1 碗、橄欖油 1 茶匙 ・五穀飯半碗	・南瓜魚片煲 去皮鯛魚片 70 克、帶皮南瓜 100 克、綠花椰菜 100 克、紅蘿蔔 50 克、新鮮香菇 100 克、無糖豆漿 150 毫升、海鹽適量、橄欖油 1 茶匙、咖哩粉少許	・什錦鮮蔬全麥湯麵 黑木耳 50 克、金針菇 50 克、油菜 100 克、紅蘿蔔 20 克、濕豆腐皮 2 片、乾全麥麵條 40 克、橄欖油 1 茶匙、海鹽適量
490 大卡	385 大卡	430 大卡	395 大卡
27.8	20	18	20.8
1290	1275	1295	1200

專業營養師的一週減重菜單示範 ❷（自煮）

	週一	週二	週三
早餐	・全麥番茄土司蛋 荷包蛋 1 顆、牛番茄 2 片、去邊全麥吐司；無糖豆漿 260 毫升	・什錦烘蛋 青花菜半碗、紅蘿蔔少許、蛋 1 顆、油少許；無糖燕麥豆漿 260 毫升（燕麥 3 平匙）	・蓮子薏仁銀耳燉奶 蓮子半碗、小薏仁半碗、白木耳 1 碗、紅棗 3 粒、寡糖少許、低脂鮮奶 240 毫升
	340 大卡	260 大卡	290 大卡
午餐	・香蔥鮭魚飯 無刺鮭魚 70 克、糙米 60 克、洋蔥丁 25 克、蔥 1 根、白芝麻 5 克、薑片 2 片，純釀醬油、海鹽少許 ・蒜香大陸妹 大陸妹 1 碗、橄欖油少許、蒜頭 3 瓣	・麻油糙米米粉 有機蛋 1 顆、糙米米粉乾重 40 克、高麗菜 100 克、薑 5 片、枸杞 10 粒、麻油 1 茶匙、米酒 5 毫升、海鹽少許 ・藥膳虱目魚湯 無刺虱目魚 70 克、黃耆、枸杞、紅棗少許	・塔香烘蛋 洋蔥 25 克、蘑菇 2 朵、九層塔葉少許、雞蛋 1 個、油 1 茶匙 ・蒜味蝦 新鮮草蝦 120 克、蔥 1 根、九層塔葉少許、蒜 2 大瓣、橄欖油 1 茶匙、海鹽和米酒少許 ・燙菠菜 菠菜 1 碗、橄欖油少許 ・糙米飯半碗
	500 大卡	450 大卡	450 大卡
午點	建議飯前先喝 350 ～ 500 毫升溫水，待 20 分後，再吃 1 顆小蘋果或小芭樂或 1.5 顆蓮霧（60 大卡），可發揮止饑作用		
晚餐	・紫菜蒟蒻麵 板豆腐 1.5 碗、紫菜半碗、洋蔥 1 顆、牛番茄 1 顆、蒟蒻麵 1 碗、柴魚、鹽少許、黑胡椒粒、白芝麻 1 匙	・青蒜燒豆腐 板豆腐 160 克、蒜苗 3 根、辣椒 1 根、橄欖油 1 茶匙、海鹽適量、純釀醬油少許 ・燙青菜 高麗菜 1 碗、地瓜葉 1 碗、橄欖油 1 茶匙 ・糙米飯半碗	・河粉湯 河粉 1 碗、大陸妹半碗、瘦肉片半碗、黃豆芽半碗、洋蔥半碗、黑木耳 1 碗、白芝麻粒 1 茶匙、海鹽和黑胡椒粒少許
	320 大卡	505 大卡	400 大卡
纖維質（克）	20.6	27	27
熱量（大卡）	1220	1275	1200

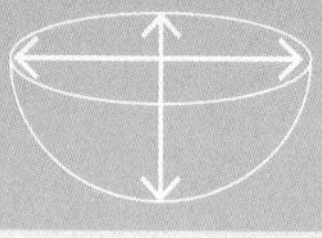

豆魚肉蛋奶			
	首選	適量吃	偶爾吃或避免吃
1 份豆類（75 大卡）	= 1/2 碗豆腐皮（30 克） = 1/2 碗傳統豆腐（80 克） = 1/2 碗毛豆仁（熟重 50 克） = 1/2 碗黃豆（熟重 50 克） = 1/2 碗黑豆（熟重 50 克） = 1.25 片小方豆干（熟重 40 克） = 260 毫升無糖豆漿	= 1/2 盒嫩豆腐（140 克） = 1/2 碗干絲（35 克）	=豆豉（35 克） =百頁豆腐（35 克） = 1/2 條麵腸（40 克） =烤麩（40 克） = 1/3 碗素雞（40 克） = 3 塊日式炸豆皮（35 克）
1 份魚類	低脂（55 大卡）	中脂（75 大卡）	高脂（120 大卡以上）
	= 1/3 碗小魚乾（10 克） = 1/3 碗（去骨）一般魚類（35 克）	= 1/3 碗（去骨）虱目魚、鱈魚、烏魚、肉鯽、鮭魚（35 克）	= 1/3 碗（去骨）秋刀魚（35 克） ** 雖屬高脂，但屬非常好的油脂，可適量選用。
1 份肉類	= 1/3 碗豬里肌（35 克） = 1/3 碗去骨雞里肌、雞胸、雞腿（35 克） = 1/2 碗花枝、章魚、小卷（約 50 克） = 1 碗白海參（生重 100 克） =熟牡蠣（35 克） = 8 個蚵仔 = 20 個小文蛤 = 6 個大文蛤 = 6 隻草蝦仁	=豬大排（35 克） =豬小排（40 克） =豬腳（30 克） =雞翅、雞排、雞爪（35 克） =羊肉（35 克）	=豬五花肉（50 克） =梅花肉（45 克） =豬大腸（100 克） =香腸、臘肉（40 克） =熱狗、培根（約 50 克）
1 份蛋類（75 大卡）	= 1 個雞蛋（55 克）	= 6 個鵪鶉蛋（60 克）	= 1 個鹹鴨蛋（55 克） = 1 個皮蛋（55 克）
1 份奶類（120 大卡）	= 360 毫升脫脂鮮奶 1 杯 = 3 匙脫脂奶粉（28 克）	= 300 毫升低脂鮮奶 1 杯 = 3 匙低脂奶粉（25 克）	= 190 毫升全脂鮮奶 1 杯 = 3 匙全脂奶粉（23 克）
油脂類			
1 份油脂類（45 大卡）	= 5 粒腰果（8 克） = 2 粒核桃仁（7 克） = 10 粒開心果（7 克） = 50 粒瓜子（7 克） = 5 粒杏仁果（7 克） = 2 茶匙黑芝麻粉（9 克） = 1 茶匙（5 克）橄欖油、苦茶油、亞麻仁油	= 1 茶匙（5 克）沙拉油或花生油、玉米油 = 2 湯匙酪梨（30 克）	= 2 茶匙沙拉醬（10 克） = 1 茶匙花生醬（8 克） = 1 片培根（10 克） = 10 粒花生米（8 克）

附錄：食物代換表

全穀根莖類			
	首選	適量吃	偶爾吃或避免吃
1 份主食 （70 大卡）	= 1/2 碗蕃薯（55 克） = 1/2 碗芋頭（55 克） = 1/2 碗馬鈴薯（90 克） = 1 碗山藥（100 克） = 1 碗蓮藕（100 克） = 1/3 根玉米（60 克） = 1/2 碗熟紅豆（50 克） = 1/2 碗熟綠豆（60 克） = 1/3 碗熟花豆（60 克） = 1/2 碗熟薏仁（約 30 粒） = 1/2 碗蓮子（32 粒） = 1 碗豆薯（200 克） = 2 匙小米（生重 20 克） = 1/2 碗豌豆仁（45 克） =菱角 7 個（50 克） =荸薺 7 個（85 克） =栗子 6 個（含殼重 50 克） = 3 大匙麥片（20 克）	= 1/4 碗飯（熟重 50 克） = 1/2 碗飯（熟重 125 克） = 1.75 大匙西谷米（生重 20 克） = 1/2 碗米粉（生重 20 克） = 1/2 碗冬粉（生重 20 克） = 1/2 碗麵條（生重 25 克） = 6 片寧波年糕（30 克） = 3 張餃子皮（30 克） = 7 張餛飩皮（30 克） = 1.5 張春捲皮（30 克） = 1/2 塊蘿蔔糕（35 克） = 7 粒小湯圓（22 克） = 1/2 塊豬血糕（35 克） = 1/4 個全麥饅頭（30 克） = 0.7 碗南瓜（110 克）	= 3 片蘇打餅乾（20 克） = 1/2 個漢堡麵包（25 克） = 1 片薄土司（25 克） = 1/3 個原味貝果（25 克）
小叮嚀	適量吃，纖維含量高，具飽足感	米粉選用 100% 純米或糙米米粉	隱藏鈉含量較高
蔬菜類			
1 份蔬菜 （25 大卡）	=約 1/2 碗深色蔬菜（100 克）=約 1/2 碗淺色蔬菜（100 克）= 1/2 碗菇類、瓜類或豆莢類（100 克）		
水果類			
1 份水果 （60 卡）	= 0.7 碗蘋果（120 克） = 0.8 碗芭樂（140 克） = 0.7 碗水梨（150 克） = 1 個桶柑（190 克） = 1 個柳丁（170 克） = 0.6 碗紅龍果（110 克） = 0.7 碗水蜜桃（150 克） = 0.7 碗奇異果（100 克） = 1/2 根香蕉（60 克） = 2 個綠棗（140 克） = 14 粒草莓（140 克） = 20 個聖女番茄（170 克）	= 10 粒巨峰葡萄（120 克） = 1.5 粒小蓮霧（180 克） = 0.7 碗木瓜（100 克） = 0.8 碗個鳳梨（115 克） = 0.7 碗愛文芒果（140 克） = 1/2 個新興梨（140 克） = 3 片文旦（190 克） = 2 片白柚（270 克）	= 0.7 碗紅柿（75 克） = 0.7 碗哈密瓜（170 克） = 0.7 碗美濃瓜（140 克） = 0.8 碗黃西瓜（170 克） = 0.8 碗紅西瓜（220 克） = 0.8 碗個楊桃（180 克） = 7 粒荔枝（185 克） = 10 粒龍眼（130 克） = 1/3 個金煌芒果（140 克） = 1/2 個芒果（225 克） = 1/2 個釋迦（105 克） = 1/4 片榴槤（去殼）（35 克）（油脂含量高）

最新增訂

清除身體的「毒」，減重又預防疾病！

多年來的經驗告訴我，許多肥胖、癌症、免疫疾病或是代謝症候群的發生，除了與飲食過度、精緻加工有關以外，有如無聲海嘯般的環境荷爾蒙鋪天蓋地影響人體，那也是重要的因素。

一位二十歲女性，因為下腹脹以及經期不順，最後竟被診斷卵巢癌，實在讓患者及父母親驚恐，帶到我這檢查的時候，發現基因檢測並無攜帶致癌基因，反倒是身體塑化劑檢查發現多種塑化劑過高，讓她罹癌的原因呼之欲出。另外，我的研究也發現，許多肥胖的朋友身體尿液中的環境荷爾蒙代謝物也普遍較多，可能原因是環境荷爾蒙會造成內分泌干擾、增加脂肪合成、減少代謝，以及增加發炎激素並改變基因表現，當然脂肪組織又可能成為環境荷爾蒙的儲存槽，造成身體慢性疾病的惡性循環。

環境荷爾蒙是大家熟知的荷爾蒙干擾物質，許多食物以及生活接觸都會造成體內環境荷爾蒙累積，這些環境荷爾蒙又稱作內分泌干擾物（endocrine disrupting chemicals, EDCs），一般來說包括鄰苯二甲酸酯類、對羥基苯甲酸酯類，以及酚類等都算是。

這些環境荷爾蒙常見來源包括一切塑膠製品、化妝品、食品包裝、定型液、黏著劑、除蟲劑、油漆、醫療器材、建築裝潢材料、鞋底、塑膠玩具、防曬乳、食品添加物、塑膠水壺、清潔劑、罐頭內塗層、紙杯內塗層、寶特瓶、熱感應紙、牙科填充材料、衣服染劑、部分藥品、動物飼料等等。

有鑑於此，讀者可以從本書一四三頁起「肝臟排毒順暢，全身無負擔」的內容中，學習到相關的知識，當作生活當中的平安書！

台中市科博特診所院長

劉博仁

科博特診所

臉書

新自然主義 新醫學保健｜新書精選目錄

序號	書名	作者	定價	頁數
1	**流體太極**：長壽又健康的真髓：身、心、靈、魂調和	謝長廷 周東寬	320	200
2	**吃對保健食品②天然篇**：江守山醫師教你聰明吃對 12 大天然保健品	江守山	330	224
3	**好眼力：護眼、養眼、治眼全百科**：百大良醫陳瑩山破解眼科疑難雜症	陳瑩山	330	224
4	**筋骨關節疼痛防治全百科**：骨科專家游敬倫整合中西醫學最新對症療法	游敬倫	330	224
5	**腎臟科名醫江守山教你逆轉腎**：喝對水、慎防毒、控三高	江守山	330	280
6	**完全根治耳鼻喉疾病，眩暈、耳鳴、鼻過敏、咳嗽、打鼾【增訂版】**：劉博仁醫師的營養療法奇蹟	劉博仁	340	240
7	**情緒生病，身體當然好不了【增訂版】**：黃鼎殷醫師的心靈對話處方	黃鼎殷 黃麗觀	350	240
8	**健檢做完，然後呢？**從自然醫學觀點，拆解數字真相，掌握對症處方，找回健康！	陳俊旭	350	272
9	**愛的荷爾蒙**：療癒身心、召喚幸福	高橋德	300	208
10	**上咽喉發炎，就會**：慢性疲勞、自體免疫失調、腎病變、頭痛……	堀田修	330	208
11	**男性也有更年期？其實，你只是睪固酮不足**：睪固酮讓你生龍活虎、重享青春	堀江重郎	280	216
12	**活力迎接更年期，下半生更健康**：強化飲食、運動與睡眠	相良洋子 山岡有美	280	224
13	**上食族、超商族的懶人健康餐桌**	松村和夏	320	192
14	**都是自律神經惹的禍【體重篇】**：自律神經專家郭育祥的健康瘦身必修學分	郭育祥	320	256
15	**安心好孕**：江守山醫師教你遠離毒素，健康受孕、養胎、坐月子	江守山	192	350
16	**如何挑選健康好房子【增訂版】**：江守山醫師的安心選屋指南	江守山	272	420
17	**不運動，當然會生病！【增訂版】**：游敬倫醫師的極簡運動療法	游敬倫	288	360
18	**你的聽力受損了嗎？**台灣將近 10% 人口聽力受損！	余仁方	208	220
19	**體態決定你的年齡**：黃如玉醫師的脊骨平衡超逆齡手冊	黃如玉	350	202

訂購專線：02-23925338 分機 16　　劃撥帳號：50130123　　戶名：幸福綠光股份有限公司

營養醫學減重奇蹟

劉博仁醫師的減重案例分享（原書名：減重後，這些疾病都消失了）

作　　者：劉博仁
特約編輯：凱　特
插　　畫：劉素臻
美術設計：我我設計
封底照片提供：劉博仁

總 編 輯：蔡幼華
責任編輯：何　喬
編輯顧問：洪美華

出　　版：新自然主義
　　　　　幸福綠光股份有限公司
地　　址：台北市杭州南路一段 63 號 9 樓
電　　話：(02)23925338
傳　　真：(02)23925380
網　　址：www.thirdnature.com.tw
信　　箱：reader@thirdnature.com.tw
印　　製：中原造像股份有限公司
初　　版：2016 年 04 月
二　　版：2019 年 06 月
郵撥帳號：50130123 幸福綠光股份有限公司
定　　價：新台幣 350 元（平裝）

ISBN 978-957-9528-52-8

總經銷：聯合發行股份有限公司
新北市新店區寶橋路 235 巷 6 弄 6 號 2 樓
電話：(02)29178022 傳真：(02)29156275

國家圖書館出版品預行編目資料

營養醫學減重奇蹟／劉博仁著.
-- 二版. -- 臺北市：新自然主義,
幸福綠光, 2019.06
面；公分. --

ISBN 978-957-9528-52-8　（平裝）

1. 減重 2. 健康法

411.94　　108008899

新自然主義

BOOK

新自然主義